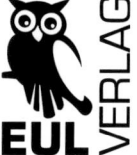

MARKETING, IT UND SOCIAL MEDIA

Herausgegeben von Prof. Dr. Stefanie Regier, Karlsruhe

Band 1
Patrick Akira Wisotzky
Digitale Kundenbindung
Lohmar – Köln 2001 ◆ 138 S. ◆ € 29,- (D) ◆ ISBN 3-89012-918-8

Band 2
Barbara Fendt/Nora Bergfried
Virtuelle Marktplätze in der Textil- und Bekleidungsindustrie
– Eine Analyse ausgewählter B2B-Plattformen
Lohmar – Köln 2002 ◆ 180 S. ◆ € 37,- (D) ◆ ISBN 3-89012-936-6

Band 3
Oliver Kübler
Ein Telekommunikationsanbieter als Servicedienstleister im B2B – Entwicklung neuer Dienstleistungsangebote am Beispiel der ISIS Multimedia Net GmbH
Lohmar – Köln 2002 ◆ 144 S. ◆ € 32,- (D) ◆ ISBN 3-89012-944-7

Band 4
Jörn Schrödter
Kundenbindung im Internet
Lohmar – Köln 2003 ◆ 120 S. ◆ € 32,- (D) ◆ ISBN 3-89936-069-9

Band 5
Kevin Krüger und Stefanie Regier
Marken in Social Networks – Eine empirische Untersuchung im Konsumgüterbereich
Lohmar – Köln 2012 ◆ 148 S. ◆ € 43,- (D) ◆ ISBN 978-3-8441-0123-2

Band 6
Tobias Kopp und Jürgen Schöchlin
Die Arztpraxis der Zukunft – Ein ganzheitliches IT-Konzept zur Unterstützung der ambulanten Gesundheitsversorgung
Lohmar – Köln 2012 ◆ 192 S. ◆ € 39,- (D) ◆ ISBN 978-3-8441-0144-7

JOSEF EUL VERLAG

Reihe: Marketing, IT und Social Media · Band 6

Herausgegeben von Prof. Dr. Stefanie Regier, Karlsruhe

Tobias Kopp
Dr. Jürgen Schöchlin

Die Arztpraxis der Zukunft

Ein ganzheitliches IT-Konzept zur Unterstützung
der ambulanten Gesundheitsversorgung

Mit einem Geleitwort von Dr. Jürgen Schöchlin,
Hochschule Karlsruhe

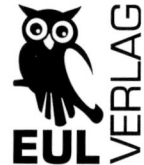

Bibliografische Information der Deutschen Nationalbibliothek

Die Deutsche Nationalbibliothek verzeichnet diese Publikation in der
Deutschen Nationalbibliografie; detaillierte bibliografische Daten sind
im Internet über <http://dnb.d-nb.de> abrufbar.

ISBN 978-3-8441-0144-7
1. Auflage April 2012

© JOSEF EUL VERLAG GmbH, Lohmar – Köln, 2012
Alle Rechte vorbehalten

JOSEF EUL VERLAG GmbH
Brandsberg 6
53797 Lohmar
Tel.: 0 22 05 / 90 10 6-6
Fax: 0 22 05 / 90 10 6-88
E-Mail: info@eul-verlag.de
http://www.eul-verlag.de

Bei der Herstellung unserer Bücher möchten wir die Umwelt schonen. Dieses
Buch ist daher auf säurefreiem, 100% chlorfrei gebleichtem, alterungsbestän-
digem Papier nach DIN 6738 gedruckt.

Geleitwort

Können Sie es auch langsam nicht mehr hören, das ewige Gerede von der „Wachstumsbranche Gesundheitswesen" und vom „demografischen Faktor"? Dabei stellt sich unwillkürlich die Frage: Wer profitiert am Ende von den riesigen Geldmengen in dreistelliger Milliardenhöhe, die jährlich in Deutschland bewegt werden? Vermutlich längst nicht (mehr) die niedergelassenen Ärzte. Was sind die Gründe?

Wer die Branche und vor allem die Entwicklungen im IT-Bereich in den vergangenen Jahren beobachtet hat, wird erstaunt sein, wie wenig die Errungenschaften der Informations- und Kommunikationstechnik Einfluss auf den Alltag von Kliniken und ambulanten Praxen genommen haben. Es scheint so, als ob man den Arbeitern frühindustrieller Manufakturen plötzlich Werkzeuge aus dem 24. Jahrhundert (Jean-Luc Picard lässt grüßen) in die Hand gegeben hätte und diese jetzt nicht wissen, wie sie damit umzugehen haben.

Ist Ihnen schon einmal in den Sinn gekommen, dass die Jahrhunderte alte Kommunikationsform „Arztbrief" schon bald durch verteilte Datenbanksysteme, auf die wir unweigerlich mit der von der Bundesregierung angestrebten „Telematik-Infrastruktur" zusteuern, völlig überflüssig werden könnte? Haben Sie sich noch nie gefragt, warum hier und generell in der Branche nach wie vor raue Mengen an Papier bedruckt, verschickt, teilweise wieder eingescannt und am Ende über viele Jahre aufbewahrt werden? Schon ein oberflächlicher Blick in die „Praxis" genügt, um zu erahnen, wozu die längst vorhandenen Technologien der digitalen Informationsverarbeitung verwendet werden: Arztbriefe werden nicht mehr mit der Schreibmaschine geschrieben. Heureka! Aber das war's in vielen Fällen auch schon.

Angekommen im Computerzeitalter diktiert der moderne Arzt vielerorts noch auf Band. Eine Mitarbeiterin hört später das Diktat ab, tippt mit Hilfe eines Textverarbeitungsprogrammes alles in einen PC ein und druckt den Entwurf auf einem Drucker aus. Dieser wird dann vom Arzt noch einmal Korrektur gelesen. Findet er Fehler, geht es zurück zur „Schreibkraft". Das gibt es nicht? Oh doch, das gibt es noch viel zu oft, wie Untersuchungen der letzten Jahre gezeigt haben.

Betrachtet man in diesem Beispiel aus der Praxis die reinen Investitionskosten, dann steht auf der einen Seite die (qualitativ hochwertige) Schreibmaschine, welche vor Jahren einmal – sagen wir – 300 Euro gekostet hat und auf der anderen Seite das PC-System mit Bildschirm,

Drucker, den Softwarelizenzen usw. für geschätzte 1.500 Euro. Der zwischenzeitlich obligate Betriebswirt in den Kliniken oder in großen ambulanten Einrichtungen wird jetzt fragen: Wozu dann die EDV? Man wird ihm so lange recht geben (müssen), so lange nicht die nächste Frage, jene nach den Betriebs- oder Prozesskosten, beantwortet werden kann. Mit anderen Worten: Wann amortisiert sich eine Investition in IT-Systeme? Die Antwort ist einfach: Wenn dadurch entweder die Qualität der Arbeit verbessert oder die dafür benötigte Zeit verkürzt werden kann. Am besten beides! Das klingt trivial, ist jedoch viel aufwändiger, als nur ein neues, technisches Gerät zu kaufen. Es gilt, vorhandene Prozesse mit Hilfe der IT-Systeme umzugestalten, und schon fangen die Schwierigkeiten an. Nehmen wir als Beispiel eine Hausarztpraxis: Der niedergelassene Arzt ist in der Regel freiberuflich tätig und als „Gesundheitsdienstleister" der einzige in seiner Firma, der Einnahmen in Form von Honoraren erwirtschaften kann. Es muss also sein primäres Ziel sein, die eigene Arbeitskraft möglichst wenig bei denjenigen Prozessen zu verschwenden, die keine Werte in Form von Abrechnungsziffern schaffen. Das haben viele Praxisinhaber erkannt und verfahren nach der Strategie: Ich kümmere mich um die Medizin und meine Helfer/innen machen alles andere. Aus Sicht der Einnahmenmaximierung ist das sicherlich ein vernünftiger Gedanke. Wie sieht es jedoch auf der Kostenseite aus, die den betriebswirtschaftlichen Erfolg am Ende ausmacht? Die Kosten in diesem Denkmodell werden nur sinken, wenn sich die Helfer des Arztes eigenverantwortlich rationalisieren. Bei allem Respekt, aber das ist mehr als unrealistisch! Die nichtärztlichen Mitarbeiter/innen einer Praxis werden sich doch nicht selbst um ihren Arbeitsplatz bringen. Es bleibt dem Chef also nichts anderes übrig, als die Prozesse, um die er sich eigentlich nicht kümmern will, ständig zu hinterfragen und aktiv mitzugestalten. Nur so können seine Ausgaben in Form von Personalkosten schließlich optimiert werden.

Wer in IT investiert und daraus tatsächlich einen Nutzen ziehen will, der muss auch dafür sorgen, dass die nachweislich großen Potentiale der IT tatsächlich auch genutzt werden, um damit die Prozesse in seinem Betrieb qualitativ und quantitativ zu optimieren. Es ist daher sinnlos zu sagen: „Ich brauche ein EDV-Programm, aber es soll alles so machen, wie wir es bisher gemacht haben". Die Frage, die sich jeder freiberuflich tätige Arzt – als Unternehmer und Arbeitgeber – stellen muss, lautet umgekehrt: Welche Prozesse in meiner Praxis sind ineffizient und was kann die IT hier für mich tun?

Die Autoren dieses Buches rufen daher der Welt der Medizin zu: Kümmert Euch um Eure (Arbeits-)Prozesse, wenn Ihr langfristig wirtschaftlich erfolgreich sein wollt!

Leider haben Ärzte weder in ihrem Studium noch in den weiteren Phasen ihrer Ausbildung gelernt, betriebswirtschaftliche Optimierungsstrategien zu entwickeln bzw. umzusetzen. Die Kenntnisse der Mitarbeiter im gesamten Gesundheitswesen auf dem Gebiet der Informations- und Kommunikationstechniken sind ebenso als höchstens „bescheiden" zu bezeichnen. Was also tun?

Hier lohnt es sich wieder, einen Blick über den Tellerrand zu werfen: Wer ein Haus baut, geht auch nicht zum Handwerker, um sich das Ganze planen und nach wirtschaftlichen Gesichts- punkten optimieren zu lassen. Dafür sind Architekten und Ingenieurbüros da. Warum hat sich dieses Vorgehen bei komplexen und kostenintensiven Projekten nicht auch in der IT-Welt durchgesetzt? Wir verstehen das nicht, können aber jedem Unternehmer im Gesundheitsbe- reich nur raten, zu einem unabhängigen „IT-Architekten" zu gehen, bevor er sich an (für ihn) unüberschaubare Projekte wagt. Nur so bleibt die Wachstumsbranche Gesundheitswesen kei- ne Verschwendungsbranche und alle haben etwas davon.

Rheinstetten, im März 2012   Jürgen Schöchlin

Vorwort

Kurz vor dem Ende meines Studiums der Wirtschaftsinformatik, stand ich vor der Aufgabe, eine Themenstellung für die Verfassung meiner Abschlussarbeit zu finden. Dieses Thema musste – natürlich – dem Tätigkeitsfeld der Wirtschaftsinformatik entstammen und sollte meiner persönlichen Interessenslage entsprechen. Recht schnell erwuchs der Wunsch, eine geeignete Thematik im Gesundheitswesen zu bearbeiten.

Dieser Wunsch war nicht primär begründet im großen Bedarf an Wirtschaftsinformatikern, den hohen Wachstumsraten oder den aussichtsreichen Jobchancen im Gesundheitswesen. Ohnehin war man auf diese Umstände während des Studiums gar nicht aufmerksam gemacht worden. Ganz im Gegenteil: Während zum Beispiel das produzierende Gewerbe und der Finanzsektor als potenzielles späteres Arbeitsfeld erhebliche Beachtung fanden, blieb das Gesundheitswesen – immerhin der größte deutsche Wirtschaftssektor – nahezu unberücksichtigt.

Die – gemessen an der Akzentuierung des Studiums – ungewöhnliche Idee, ein Themenfeld im Gesundheitswesen zu suchen, entstand vielmehr aus dem Wunsch heraus, ein Gegengewicht zu schaffen. Denn als angehender Wirtschaftsinformatiker hatte ich nicht den Eindruck, einen besonders moralischen Beruf zu erlernen. Landläufig ist das Berufsbild oftmals verknüpft mit der Rationalisierung von Arbeitskräften und der sturen Ausrichtung auf unternehmerische Gewinnmaximierung. Doch zumindest bei meiner Abschlussarbeit sollten diese gemeinhin als „unredlich" erachteten Aspekte nicht im Vordergrund stehen. Als Dienstleister am Wohl der Gesellschaft bot sich damit das Gesundheitswesen an.

So entstand dieses Buch als Bachelor-Thesis im Rahmen meines Wirtschaftsinformatik-Studiums. Während meiner praktischen Arbeit erlebten viele Medizinische Fachangestellte die Ideen der Wirtschaftsinformatik als „Erlöser" von stereotypen Tätigkeiten. Für mich stellt sich – nicht nur deshalb – die grundsätzliche Frage, ob die obige Beschreibung der Wirtschaftsinformatik nicht eine ungerechtfertigte Reduktion darstellt. Die vorgetragenen Aspekte erscheinen in ihrer negativen Auslegung zumindest reichlich kurz gedacht.

Es hat sich gezeigt, dass die Erstellung einer solchen Arbeit einen erheblichen Aufwand darstellt. Ich möchte die Gelegenheit nun nutzen, mich bei all denjenigen Personen zu bedanken, die mit ihrer Unterstützung überhaupt ermöglicht haben, dass dieses Buch in vorliegender Form entstehen konnte.

Zuallererst bedanke ich mich herzlich bei Frau Prof. Dr. Stefanie Regier, die bereitwillig die Erstbetreuung meiner Thesis übernommen hat, und insbesondere bei Herrn Dr. Schöchlin für die intensive und fachkundige Unterstützung während meiner Arbeit.

Ebenfalls bedanken möchte ich mich bei meinem betrieblichen Betreuer im Hause der BWG Systemhaus Gruppe AG, Herrn Thomas Zeller, und überhaupt bei all denjenigen Mitarbeitern des Unternehmens, die sich die Zeit genommen haben, mich an ihrem Know-How und ihren Erfahrungen teilhaben zu lassen.

Ganz besonderer Dank geht an die Ärzte und deren Helferinnen, die mir wohlwollend intensive Einblicke in ihre Arbeit gewährten und dabei immer bereit waren, meine Fragen geduldig zu beantworten. Dieses Maß an Offenheit und die damit ermöglichte Tiefe der Einblicke in die ambulante Gesundheitsversorgung stellten ein wesentliches Erfolgskriterium dieser Arbeit dar.

Im Weiteren möchte ich einen Dank an meine Eltern richten, die mit ihrer mentalen, aber nicht zuletzt auch finanziellen Unterstützung mein Studium und damit die Erstellung dieses Buches erst ermöglicht haben.

Außerdem danke ich meinen lieben Freunden, die bereit waren, ihre Zeit für die bisweilen mühsame Arbeit des Korrekturlesens zu opfern und damit zur Qualität der Arbeit beitrugen.

Zuletzt danke ich von ganzem Herzen Anna Mirecki, Stephan „Stoppel" Sobiesinsky und Johannes Vollmer für ihre treue Freundschaft und alles, was sie für mich getan haben, sei es im Rahmen der Erstellung dieser Arbeit oder im alltäglichen Leben.

Karlsruhe, im März 2012   Tobias Kopp

Inhaltsverzeichnis

Geleitwort...V

Vorwort..IX

Inhaltsverzeichnis...XI

Abbildungsverzeichnis...XV

Abkürzungsverzeichnis..XVII

1   Grundlegende Informationen 1

   1.1   Situation im deutschen Gesundheitswesen...1

   1.2   Medizinische Versorgungszentren (MVZ)..6

   1.3   Telematikinfrastruktur...7

        1.3.1   Begriffsklärung und einführende Informationen......................................7

        1.3.2   Zugang zur Infrastruktur..8

        1.3.3   Übersicht der Anwendungen...16

        1.3.4   Aktueller Entwicklungsstand 18

        1.3.5   Technische Beurteilung..21

        1.3.6   Internationaler Ausblick...22

   1.4   Zielsetzung, Abgrenzung und Zielgruppe 24

2   Prozesse in Arztpraxen..27

   2.1   Rahmendaten zur Prozessanalyse..27

   2.2   Begründung der gewählten Modellierungsform...30

   2.3   Prozessmodellierungen..32

        2.3.1   Klassischer Praxisbesuch 32

        2.3.2   Ausstellung von Rezepten..34

        2.3.3   Überweisungen zum Facharzt...37

        2.3.4   Ausstellung von konsiliarischen Überweisungen zum Labor..................39

        2.3.5   Ausstellung einer Arbeitsunfähigkeits-Bescheinigung 43

        2.3.6   Hausbesuch 44

        2.3.7   Abrechnung..45

   2.4   Fazit..49

3   Anforderungen an ein IT-Konzept **51**

3.1   Papierlose Praxisführung 51

3.2   Medienbruchfreie Prozessgestaltung 55

3.3   Online-Anbindung und vernetzte Strukturen 59

3.4   Datenschutz und Datensicherheit 63

3.5   Mobilität 65

4   Gegenwärtige IT-Konzepte **71**

4.1   Netzwerkinfrastruktur 71

4.2   Datensicherung und Datenverfügbarkeit 74

      4.2.1   Reibungsloser Systembetrieb 76

      4.2.2   Datensicherungs-Konzepte 77

4.3   Arztinformationssysteme (AIS) 79

4.4   Realisierung einer papierlosen Praxis 83

      4.4.1   Dokumentenverwaltungs- und Archivierungssysteme 84

      4.4.2   Blankoformularbedruckung (BFB) 86

      4.4.3   Arzt-zu-Arzt-Kommunikation 90

4.5   Labordatenübertragung 91

4.6   Online-Anbindung 94

4.7   Mobiler Arbeitsplatz 100

4.8   Rechtekonzept 104

4.9   Zusammenfassung zentraler Erkenntnisse 106

5   Zielkonzept **109**

5.1   Grundverständnis 109

5.2   Zentrale Themenfelder 112

      5.2.1   Praxisinfrastruktur 112

      5.2.2   Mobile Computing 113

      5.2.3   Datenschutz 116

      5.2.4   Verteilte Architekturen und Outsourcing 117

      5.2.5   Prozessumstrukturierung 121

      5.2.6   Andragogik und umfassende Dienstleistungen 124

5.3   Technische Basiskomponenten 127

5.3.1   Kommunikationsebene 128

5.3.2   Betriebssystemebene 129

5.3.3   Serverebene 129

5.3.4   Applikationsebene 130

5.4   Umsetzungsempfehlung 130

5.4.1   Nach Praxisformen/-größen 131

5.4.2   Nach Zeithorizont 134

6   Zielkontrolle und weiterführende Aspekte 139

Literaturverzeichnis 143

Anhang 161

Anlage A   Druckkostenvergleich Nadel-/Laserdrucker 161

Anlage B   Druckkostenvergleich Kyocera 162

Anlage C   Abwesenheits- bzw. Krankmeldung 163

Anlage D   Muster 1: AU-Bescheinigung 164

Anlage E   Muster 10: Laborüberweisung für gesetzlich Versicherte 165

Anlage F   Muster 10A: Laborüberweisung für gesetzlich Versicherte 166

Anlage G   Überweisung zum Labor für Privatpatienten (Albtal-Laborgesellschaft) ... 167

Anlage H   Muster 44: Überweisung zum Labor für privat Versicherte 168

Anlage I   Einverständniserklärung zur Abrechnung mit der PVS 169

Anlage J   Muster 06: Überweisungsschein 170

Anlage K   Sammelerklärung der KV BW (Vorder- und Rückseite) 171

Abbildungsverzeichnis

Abb. 1 - Krankheitskosten nach Altersgruppen (eigene Darstellung) 1

Abb. 2 - Krankheitskosten je Einwohner nach Altersgruppen (eigene Darstellung) 2

Abb. 3 - Bevölkerungsentwicklung und Altersstruktur 3

Abb. 4 - Zahl der MVZ in Deutschland 6

Abb. 5 - Taxonomie Telematikanwendungen nach Haas (eigene Darstellung) 8

Abb. 6 - Schaubild TI-Zugang durch Konnektor 11

Abb. 7 - Funktionsblöcke des Konnektors 12

Abb. 8 - BPM-Beispiel: Lanes verdeutlichen Zuständigkeiten 30

Abb. 9 - Screenshot MEDISTAR: Einlesen der KVK 32

Abb. 10 - Anmeldebereich mit Terminbuch (allgemeinmed. Praxis, eigene Aufnahme) 33

Abb. 11 - Anmeldebereich mit Terminbuch (Facharzt-Praxis, eigene Aufnahme) 34

Abb. 12 - MEDISTAR Patiententerminal 36

Abb. 13 - Nicht integriertes Faxgerät (allgemeinmed. Praxis, eigene Aufnahme) 51

Abb. 14 - Apple iPad im Einsatz in einem Krankenhaus 66

Abb. 15 - Bild DOCmobil der Firma BWG (Aufnahme der BWG) 67

Abb. 16 - Praxisnetzwerk topologisch (eigene Darstellung) 71

Abb. 17 - Server-Raum (MVZ, eigene Aufnahme) 72

Abb. 18 - Geräte im Praxisnetzwerk exemplarisch (eigene Darstellung) 73

Abb. 19 - Integriertes Hirnstamm-Audiometer (Facharzt-Praxis, eigene Aufnahme) 74

Abb. 20 - Replizierter Server (Darstellung von BWG) 77

Abb. 21 - Backup-Konzept mit NAS (Darstellung von BWG) 79

Abb. 22 - Marktanteile AIS in Prozent (eigene Darstellung) 80

Abb. 23 - Marktanteile AIS-Anbieter in Prozent (eigene Darstellung) 81

Abb. 24 - Screenshot MOVIESTAR Patientenzuordnung 85

Abb. 25 - MOVIESTAR: Datenquellen (eigene Darstellung) 86

Abb. 26 - BFB-geeigneter Laserdrucker Brother HL-5380DN Praxis 88

Abb. 27 - Mehrschachtdrucker im Einsatz an der Anmeldung (MVZ, eigene Aufnahme) 89

Abb. 28 - Foto secureVD in Standard-Edition (Aufnahme von BWG) 96

Abb. 29 - secureVD: Funktionsprinzip der Grafischen Firewall..97

Abb. 30 - secureVD: Netze und Kommunikationsprotokolle (eigene Darstellung)................99

Abb. 31 - Schema VPN-Tunneling...102

Abb. 32 - Funktionsprinzip Remote Office 103

Abb. 33 - PC-LOC®: Design des Lesemoduls und des elektronischen Schlüssels 106

Abb. 34 - Beschreibungsebenen des Systems (eigene Darstellung).....................................127

Abkürzungsverzeichnis

ADS .... Active Directory Service

ADSL .... Asymmetric Digital Subscriber Line

AIS .... Arztinformationssystem

AU .... Arbeitsunfähigkeit

AVWG .... Arzneimittelversorgungswirtschaftlichkeitsgesetz

BFB .... Blankoformularbedruckung

BG .... Berufsgenossenschaft

BPMN .... Business Process Modelling Notation

BSI .... Bundesamt für Sicherheit in der Informationstechnik

CPU .... Central Processing Unit

DFÜ .... Datenfernübertragung

DMP .... Disease-Management-Programm

DMZ .... demilitarisierte Zone

DoS .... Denial of Service

EHIC .... Europäische Krankenversicherungskarte

EntgFG .... Entgeltfortzahlungsgesetz

ePA .... elektronische Patientenakte

ePK .... erweiterte Prozessketten

FOKUS .... Fraunhofer-Institut für Offene Kommunikationssysteme

GB .... GigaByte

GKV .... Gesetzliche Krankenversicherung

GKV-WSG .... Gesetz zur Stärkung des Wettbewerbs in der gesetzlichen Krankenversicherung

GMG .... Gesetz zur Modernisierung der gesetzlichen Krankenversicherung

GOÄ .... Gebührenordnung für Ärzte

HBA .... (elektronischer) Heilberufsausweis

HTTP .... Hyper Text Transport Protocol
HzV ....Hausarztzentrierte Versorgung

IGeL.. Individuelle Gesundheitsleistung
IPsec... Internet Protocol Security
ITIL... IT Infrastructure Library
ITSCM .... IT-Service-Continuity-Management

KBV.. Kassenärztliche Bundesvereinigung
KV .... Kassenärztliche Vereinigung
KVK..Krankenversicherungskarte

LAN ....Local Area Network
LDAP..Lightweight Directory Access Protocol
LDT .... Labordatenträger
LIS ....Laborinformationssystem

MB.. MegaByte
MFA.. Medizinische/r Fachangestellte/r
MVZ .... Medizinisches Versorgungszentrum

NAS .... Network Attached Storage

OMG... Object Management Group
OSI...Open Systems Interconnection

PDA .... Personal Digital Assistant
PIN... Persönliche Identifikationsnummer
PVS...Privatärztliche Verrechnungsstelle

QES...Qualifizierte elektronische Signatur

RAM ....Random-Access Memory
RDP .... Remote Desktop Protocol

ReCoBS .... Remote Controlled Browser System

RFP .... Remote Framebuffer Protocol

RZ .... Rechenzentrum

SaaS ....Software as a Service

SDSL .... Symmetric Digital Subscriber Line

SGB .... Sozialgesetzbuch

SigG .... Gesetz über Rahmenbedingungen für elektronische Signaturen

SOA .... Serviceorientierte Architektur

SOAP .... Simple Object Access Protocol

SPI .... Stateful Packet Inspection

SPOC .... Single Point of Contact

SSH .... Secure Shell

SSL .... Secure Socket Layer

TI .... Telematikinfrastruktur

USB .... Universal Serial Bus

USV .... Unterbrechungsfreie Stromversorgung

VLAN .... Virtual Local Area Network

VM .... Virtuelle Maschine

VNC .... Virtual Network Computing

VODD .... Verordnungsdatendienst

VoIP .... Voice over IP

VSD .... Versichertenstammdaten

WAN .... Wide Area Network

WHO .... Weltgesundheitsorganisation

WSDL .... Web Services Description Language

XML .... Extensible Markup Language

1   Grundlegende Informationen

1.1   Situation im deutschen Gesundheitswesen

Das deutsche Gesundheitswesen stellt mit Ausgaben in Höhe von circa 11 Prozent des Brutto-inlandsproduktes[1] und etwa 4,8 Mio. Arbeitsplätzen[2] den größten Wirtschaftszweig der Bundesrepublik dar. Die Anzahl der Beschäftigten wächst seit mehreren Jahren. Im Jahr 2010 verzeichnete das Statistische Bundesamt einen Anstieg von 1,9 Prozent.[3]

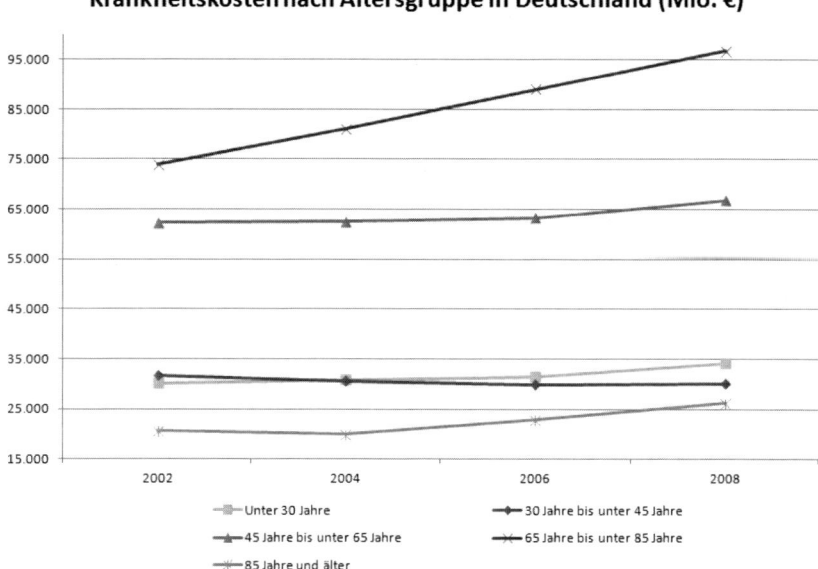

Abb. 1 - Krankheitskosten nach Altersgruppen (eigene Darstellung)[4]

Das Robert Koch Institut weist in einer Studie aus, dass die Gesundheitsausgaben in den Jahren 1995 bis 2006 stetig angestiegen sind, durchschnittlich um 2,5 Prozent, was dem Trend in sämtlichen westlichen Industriestaaten entspricht. Als Grund hierfür wird der technische und

---

[1] Vgl. Reinhardt, (2008), S. 79.

[2] Vgl. Statistisches Bundesamt Deutschland, (2011) [Online im Internet].

[3] Vgl. Statistisches Bundesamt Deutschland, (2011) [Online im Internet].

[4] Datenquelle: Vgl. Gesundheitsberichterstattung des Bundes, (2010) [Online im Internet].

medizinische Fortschritt genannt, der in der Vergangenheit weniger zu Effizienzsteigerungen, sondern vermehrt zum Einsatz von kostspieligen, neuen Therapie- und Behandlungsmöglichkeiten führte.[5]

Eine weitere Ursache für den Kostenanstieg stellt die zunehmend ältere Bevölkerung dar, die das Gesundheitssystem stärker beansprucht und damit höhere Ausgaben verursacht.[6] Dabei zeigt Abb. 1, erstellt aus Daten einer Erhebung des Statistischen Bundesamtes, dass die Altersgruppe der 65- bis 85-Jährigen erheblich höhere Kosten verursacht als die anderen Altersgruppen. Außerdem wuchsen die Kosten in den letzten Jahren am deutlichsten.

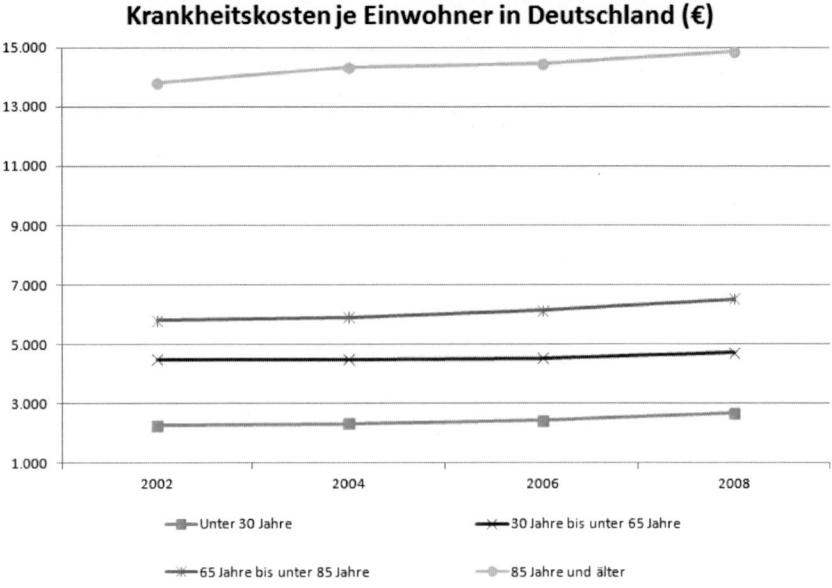

Abb. 2 - Krankheitskosten je Einwohner nach Altersgruppen (eigene Darstellung)[7]

Die Kosten pro Einwohner sind bei den über 85-Jährigen am höchsten. Durch den geringen Anteil dieser Altersgruppe an der Gesamtbevölkerung erklärt sich jedoch, dass die über 85-Jährigen nicht die höchsten kumulierten Ausgaben bewirken. Grundsätzlich besteht ein pro-

---

[5] Vgl. Robert Koch Institut, (2009), S. 11 ff.

[6] Vgl. Robert Koch Institut, (2009), S. 11 ff.

[7] Datenquelle: Vgl. Gesundheitsberichterstattung des Bundes, (2010) [Online im Internet].

portionales Verhältnis zwischen Alter und verursachten Krankheitskosten, was sich in Abb. 2 zeigt.

Ein Indikator für das große wirtschaftliche Potenzial im Bereich Gesundheitswesen stellt der stetige Umsatz- und Beschäftigtenanstieg in den Jahren 2006 bis 2008 in der deutschen Medizintechnikbranche dar. Dieser Anstieg wird durch eine hohe Exportquote getragen, was sich auf die Fortschrittlichkeit deutscher Medizintechnikfirmen zurückführen lässt.[8]

Zusammenfassend kann festgehalten werden, dass Deutschlands größter Wirtschaftszweig hohe Wachstumsraten aufweist, aber aufgrund des fortschreitenden Kostenanstiegs auch vor große Herausforderungen gestellt ist. Durch den demographischen Wandel wird der Anteil der älteren Menschen an der deutschen Bevölkerung stark zunehmen.

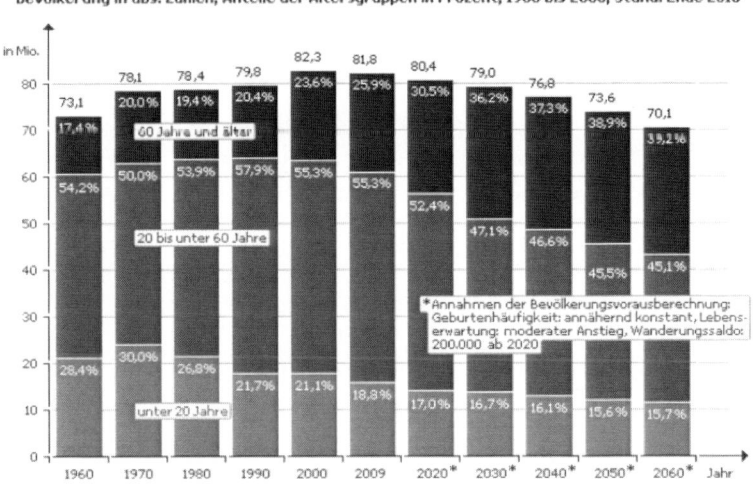

Abb. 3 - Bevölkerungsentwicklung und Altersstruktur[9]

Abb. 3 der Bundeszentrale für politische Bildung auf Basis von Daten des Statistischen Bundesamts prognostiziert für das Jahr 2060 einen Anteil von 39,2 Prozent der über 60-Jährigen an der gesamtdeutschen Bevölkerung. Heutzutage liegt der Anteil dieser Bevölkerungsgruppe,

[8] Vgl. SPECTARIS. Deutscher Industrieverband für optische, medizinische und mechatronische Technologien e.V., (2010), S. 21 ff.

[9] Vgl. Bundeszentrale für politische Bildung. Die soziale Situation in Deutschland [Online im Internet].

die das Gesundheitswesen überdurchschnittlich stark finanziell belastet, bei ungefähr 26 Prozent.

Die niedergelassenen Ärzte in Deutschland bekommen indes nicht nur den Kostendruck im Gesundheitswesen, sondern auch die Auswirkungen der Finanz- und Wirtschaftskrise zu spüren. Im Krisenjahr 2009 wurde die angespannte finanzielle Situation besonders deutlich: Entsprechenden Berichten zufolge stand nahezu jede dritte Praxis bei ihren Kreditgebern unter Beobachtung und war somit von der Zahlungsunfähigkeit bedroht.[10] Allerdings besagt eine aktuelle Branchenanalyse der Volksbanken, dass gerade im Jahr 2009 die Ärztehonorare deutlich anstiegen. Dieser Trend setzte sich auch in den Folgejahren fort und führte zu einer wirtschaftlich zufriedenstellenden Situation. Gleichzeitig wird aber auch auf das Problem ungleichverteilter Einkommen für Leistungserbringer im ambulanten Sektor sowie auf zunehmenden Effizienzdruck hingewiesen.[11]

Im Zusammenhang mit der angespannten Kostensituation wächst die Bedeutung von effizienzsteigernden Maßnahmen, wie der „Industrialisierung" und der Wettbewerbsstärkung auf dem bisher stark regulierten Gesundheitsmarkt. Auch dem Bereich des eHealth, also des Einsatzes von IT zur Unterstützung und Verbesserung der Gesundheitsversorgung, wird ein großes Innovationspotenzial bescheinigt.[12] Damit könnte der technische Fortschritt fortan nicht mehr nur wie zuvor beschrieben als kostensteigernder Faktor wirken, sondern auch durch Effizienzsteigerungen und Verbesserungen bei den Behandlungsprozessen dazu beitragen, die anfallenden Kosten zu reduzieren.

Der deutsche Gesetzgeber hat diese Herausforderung erkannt und versuchte, ihr mit umfassenden, neuen Gesetzen zu begegnen. Um den Wirtschaftlichkeitsaspekt im Gesundheitswesen zu fördern, wurden diverse Gesetze erlassen, unter anderem das Gesetz zur Modernisierung der gesetzlichen Krankenversicherung (GMG) aus dem Jahre 2004, das Arzneimittelversorgungswirtschaftlichkeitsgesetz (AVWG) aus dem Jahre 2006 und das Gesetz zur Stärkung des Wettbewerbs in der gesetzlichen Krankenversicherung (GKV-WSG) aus dem Jahre 2007.[13]

---

[10] Vgl. Guzek, (2009) [Online im Internet].

[11] Vgl. Bundesverband der Deutschen Volksbanken und Raiffeisenbanken (BVR), (2011).

[12] Vgl. Baier, (2007).

[13] Vgl. Robert Koch Institut, (2009), S. 12 ff.

Im GMG wurde besonderen Wert auf die effizientere Nutzung von IT zur Kostenreduktion gelegt und die Einführung der elektronischen Gesundheitskarte (eGK) beschlossen. Diese sollte nicht nur die bisher im Einsatz befindlichen Krankenversicherungskarte (KVK) ablösen, sondern das Gesundheitswesen grundsätzlich reformieren. Im Zusammenhang damit wurde geplant, eine Telematikinfrastruktur (TI) zu entwickeln und einzuführen.

Der Begriff Telematik setzt sich als Kunstbegriff aus den Bezeichnungen Telekommunikation und Informatik zusammen. Die TI im Gesundheitswesen soll als geschlossenes Netzwerk, zu dem lediglich autorisierte Teilnehmer mittels eGK bzw. elektronischem Heilberufsausweis (HBA) Zutritt erlangen, IT-Systeme, etwa von Ärzten, Apotheken, Krankenhäusern und Krankenkassen, miteinander vernetzen und Informationen integrieren. Dadurch soll der systemübergreifende Informationsaustausch verbessert werden, unter Wahrung der ärztlichen Schweigepflicht und des Rechts auf informationelle Selbstbestimmung eines jeden Patienten.[14]

Um dieses Vorhaben zu realisieren, wurde die gematik GmbH im Januar 2005 als zentrale Institution bestehend aus Vertretern der wichtigsten Organisationen im deutschen Gesundheitswesen gegründet, die für die Konzeption, die Zulassung und den Betrieb der neuen Systeme verantwortlich zeichnet.[15]

Die anfänglich für 2006 geplante Einführung der eGK verzögerte sich aufgrund vielfältiger Schwierigkeiten, sodass erst ab Oktober 2011 die Krankenkassen mit der systematischen Ausgabe der Karte beginnen konnten. Arztpraxen und Krankenhäuser wurden zuvor mit eGK-fähigen Lesegeräten ausgestattet. Die zugrunde liegende TI konnte jedoch bis zum heutigen Zeitpunkt nicht implementiert werden. Das deutsche Gesundheitswesen steht also nicht nur vor finanziellen und strukturellen Herausforderungen, sondern sieht sich auch mit massiven technologischen Hindernissen konfrontiert, die der geplanten Umsetzung von erarbeiteten Lösungsstrategien entgegenwirken.[16]

---

[14] Vgl. gematik GmbH. Telematikinfrastruktur [Online im Internet].

[15] Vgl. gematik GmbH. Historie [Online im Internet].

[16] Vgl. Kap. 1.3.

1.2 Medizinische Versorgungszentren (MVZ)

Mit dem GMG wurde in Deutschland im Jahre 2004 auch eine neue Form der medizinischen Versorgung geschaffen. Die sogenannten medizinischen Versorgungszentren (MVZ) sollen nach dem Vorbild der früheren Polikliniken in der ehemaligen DDR die fachübergreifende Zusammenarbeit von Leistungserbringern des Gesundheitswesens fördern und damit eine koordinierte Behandlung ermöglichen.

Die rechtliche Grundlage bildet Paragraph 95 des SGB (Sozialgesetzbuch) V. Darin wird das MVZ als „fachübergreifend ärztlich geleitete Einrichtung" definiert, in der angestellte Ärzte oder Vertragsärzte tätig sind.[17] MVZ dürfen sich bei der Gründung jeglicher zulässiger Rechtsform bedienen, werden aber nach Daten der Kassenärztlichen Bundesvereinigung (KBV) besonders häufig als GmbH oder GbR eingerichtet. Im Durchschnitt arbeiten fünf Ärzte in einem MVZ, darunter zumeist Allgemeinmediziner und Internisten.[18]

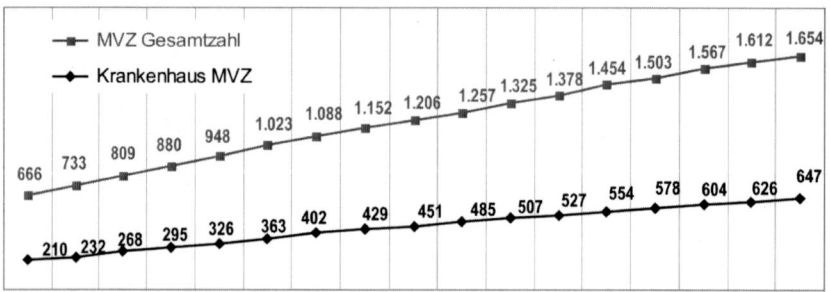

Abb. 4 - Zahl der MVZ in Deutschland[19]

Die Bundesregierung sieht viele Vorteile in der Gründung von MVZ, beispielsweise eine verbesserte medizinische Versorgung durch die koordinierten Behandlungsprogramme und den verstärkten Austausch zwischen den Fachärzten, eine Kosteneinsparung durch wegfallende

[17] Vgl. Sozialgesetzbuch (SGB) Fünftes Buch (V), (2011), § 95. [Wörtliches Zitat entstammt derselben Quelle].
[18] Vgl. Kassenärztliche Bundesvereinigung (KBV), (2011) [Online im Internet].
[19] Vgl. Kassenärztliche Bundesvereinigung (KBV), (2010), S. 3 [Online im Internet].

Doppeluntersuchungen und einen geringeren Verwaltungsaufwand, da Synergieeffekte, etwa durch die gemeinsame Nutzung der IT, genutzt werden können.[20]

Die von der KBV veröffentlichte Grafik (Abb. 4) zeigt, dass sich das Konzept in Deutschland wachsender Beliebtheit erfreut und es in den Jahren 2006 bis 2010 zu etwa tausend Neugründungen von MVZ kam.

Um diesem Trend gerecht zu werden, beziehen sich die Untersuchungen dieser Thesis nicht nur auf klassische Praxisstrukturen wie Einzel- oder Gemeinschaftspraxen, sondern auch auf MVZ. Sofern nicht explizit zwischen den Begriffen „Praxis" und „MVZ" unterschieden wird, beschreibt der „Praxis"-Begriff auch die Situation in den MVZ.

1.3 Telematikinfrastruktur

1.3.1 Begriffsklärung und einführende Informationen

In diesem Kapitel sollen die Eckpunkte der durch die gematik GmbH spezifizierten TI in Deutschland nach dem aktuellem Entwicklungsstand beschrieben werden, da diese auch ein Rahmenwerk für IT-Systeme in Arztpraxen darstellen. Ein zukunftssicheres IT-Konzept muss an die zukünftigen Gegebenheiten der TI angepasst sein.

Die TI soll es verschiedenen Leistungserbringern – und zu einem späteren Zeitpunkt auch den Patienten – ermöglichen, Telematikanwendungen, die von der gematik GmbH spezifiziert und von deren Partnern angeboten werden, zu nutzen. Bei solchen Telematikanwendungen handelt es sich um „einrichtungsübergreifende und ortsunabhängige vernetzte Anwendungen"[21] zur Unterstützung, Abwicklung und Automatisierung von zumeist unternehmensübergreifenden Geschäftsprozessen. Dabei steht im Vordergrund, eine erhöhte Wertschöpfung zu erzielen, und zwar nicht nur durch die Verbesserung bestehender konventioneller Prozesse, sondern auch dadurch, dass neue Prozesse, Geschäftsmodelle und Wertschöpfungsketten geschaffen werden.[22]

---

[20] Vgl. Presse- und Informationsamt der Bundesregierung. Bundesregierung. Medizinisches Versorgungszentrum Nachfolger der Poliklinik [Online im Internet].

[21] Haas, Gesundheitstelematik: Grundlagen, Anwendungen, Potenziale, (2006), S. 4 ff.

[22] Vgl. Haas, Gesundheitstelematik: Grundlagen, Anwendungen, Potenziale, (2006), S. 4 ff.

Grundsätzlich ist im Gesundheitswesen eine Vielzahl verschiedener Telematikanwendungen vorstellbar. In seiner Taxonomie unterteilt Haas gesundheitstelematische Anwendungen in die Bereiche „behandlungsbezogen", „informations- bzw. ausbildungsbezogen" und „forschungsbezogen". Dabei beziehen sich die beiden letztgenannten Bereiche auf die Bildung verschiedener Formen der Wissensdatenbanken und Kompetenznetze, die weniger das operative Geschäft betreffen, sondern zur strategischen Zielerreichung dienen.

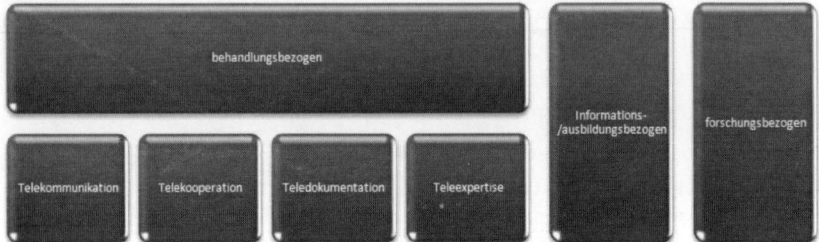

Abb. 5 - Taxonomie Telematikanwendungen nach Haas (eigene Darstellung)

Die behandlungsbezogenen Anwendungen unterteilt Haas in die Kategorien „Telekommunikation", „Telekooperation", „Teledokumentation" und „Teleexpertise". Besonders der Bereich der Telekommunikation beinhaltet Anwendungen von zentraler Bedeutung, die in der Konzeption der deutschen TI Berücksichtigung fanden. Dabei handelt es sich um die Anwendungen eRezept, eÜberweisung, eKrankenhauseinweisung, eArztbrief oder eAbrechnung. Als Rückgrat der gesamten TI gilt die elektronische Patientenakte (ePA), die dem Bereich der Teledokumentation zugeordnet werden kann.[23]

1.3.2 Zugang zur Infrastruktur

Bei der TI handelt es sich um eine Infrastruktur, die nur bestimmten, autorisierten Personengruppen zur Verfügung stehen darf. Die Fragestellung, auf welche Art und Weise der Zugang zur TI und die Nutzungsberechtigung für die Anwendungen geregelt werden, stellt einen wesentlichen Aspekt der Konzeption dar.

---

[23] Vgl. Haas, Gesundheitstelematik: Grundlagen, Anwendungen, Potenziale, (2006), S. 17 ff.

1.3.2.1 Elektronische Gesundheitskarte (eGK)

Paragraph 291a des SGB V regelt die Ausgestaltung der eGK als Eckpfeiler der TI. Absatz 2 definiert hier jene Daten, die direkt auf der eGK gespeichert sein müssen. Hierbei handelt es sich u.a. um die Versichertenstammdaten (VSD), die bereits auf der konventionellen KVK gespeichert wurden. Auf der eGK wurden diese Informationen um die Attribute Geschlecht und Zuzahlungsstatus des Patienten ergänzt. Darüber hinaus muss die eGK im Gegensatz zur KVK ein aufgedrucktes Lichtbild des Versicherten enthalten, um die missbräuchliche Verwendung zu erschweren.[24]

Des Weiteren fordert die gesetzliche Regelung, dass die eGK die Möglichkeit bietet, die VSD mit zentral auf einem Server des Leistungserbringers gespeicherten Daten abzugleichen, Verordnungen zu speichern, verschiedene weitere Gesundheitsanwendungen zu unterstützen sowie die technische Eignung aufzuweisen, Authentifizierung, Verschlüsselung und elektronische Signatur zu ermöglichen. Durch diese detaillierte Anforderungsbeschreibung an die eGK ergeben sich auch die Notwendigkeiten einer zugrundeliegenden TI.

Technisch gesehen handelt es sich bei der eGK in ihrer aktuellen Umsetzung um eine sogenannte Smartcard, die nicht über einen reinen Speicherchip verfügt, sondern über eine Prozessor-Chipkarte mit eingebauter Speichereinheit. Diese Chipkarte besteht außerdem aus einem Mikroprozessor sowie einer Kommunikationsschnittstelle und erfüllt im Wesentlichen die folgenden beiden Aufgaben:

Hauptsächlich dient die Prozessor-Chipkarte der Authentifizierung des Benutzers mittels einer persönlichen Identifikationsnummer (PIN), die von selbigem bei der Erstverwendung festgelegt werden kann und verschlüsselt auf der Karte gespeichert wird. Jeder künftige Zugriffsversuch ohne Eingabe dieser festgelegten PIN wird zurückgewiesen.[25]

Die zweite maßgebliche Funktion stellt die Verschlüsselung dar. Hierbei wird ein hybrides Verschlüsselungsverfahren genutzt, das mit einem Schlüssel in Länge von 2048 Bit und dem oft als Synonym für Public-Key-Kryptografie verwendeten RSA-Algorithmus[26] arbeitet. Der private Schlüssel des Benutzers wird in einem extrem geschützten Speicherbereich der Karte

---

[24] Vgl. Sozialgesetzbuch (SGB) Fünftes Buch (V), (2011), § 291 Absatz 2.

[25] Vgl. gematik GmbH, (2008), S. 16 ff.

[26] Vgl. Kurose & Ross, (2008), S. 736.

abgelegt. Die nicht autorisierte Entschlüsselung derartig verschlüsselter Daten würde mit heutigen technischen Möglichkeiten mehrere Milliarden Jahre dauern.[27]

Laut der Aussage des amtierenden Datenschutzbeauftragten des Bundes, Peter Schaar, stellt die neue eGK einen Fortschritt zur herkömmlichen KVK dar, weil aufgrund des verwendeten Prozessorchips erstmalig eine Verschlüsselung der Daten auf den Karten gegeben ist. Außerdem erhöhe die neue Karte das Maß der Kontrolle über die eigenen Daten für den Patienten, sodass aus Sicht des Datenschutzes die Einführung der Karte für sinnvoll erachtet wird.[28]

Die Speicherung von eVerordnungen auf der eGK wurde bereits von der gematik GmbH spezifiziert und lässt sich technisch realisieren, indem die Daten der eVerordnung komprimiert auf dem ohnehin vorhandenen Speicherchip abgelegt werden.[29] Ebenfalls technisch unproblematisch ist die Ergänzung der Patienteninformationen um Geschlecht und Zuzahlungsstatus.

Als weitere Gesundheitsanwendungen, die durch die eGK unterstützt werden sollen, nennt der Gesetzgeber u.a. den elektronischen Arztbrief (eArztbrief), die medizinischen Daten, die für die Notfallversorgung notwendig sind (NFD), Daten zur Prüfung auf Arzneimitteltherapiesicherheit (AMTS) oder die ePA.

1.3.2.2 Sicherheitsaspekte

Um auf zentral in Server-Systemen gespeicherte Daten zuzugreifen oder dorthin Daten zu übersenden, muss eine Internetverbindung bestehen, da sonst die Informationen rein physikalisch den entsprechenden PC nicht verlassen und zum Server-System gelangen können. Sobald sich die Daten allerdings im weitgehend nicht zugangsbeschränkten Internet befinden, besteht kein Schutz gegen Abhörangriffe. Daher müssen die Informationen verschlüsselt übertragen werden. Diese Verschlüsselung geschieht in einem Gerät, das als Bindeglied zwischen eGK-Lesegerät und PC fungiert. Hierbei handelt es sich um einen sogenannten Konnektor, der ebenfalls von der gematik GmbH spezifiziert und zugelassen wurde.[30]

---

[27] Vgl. gematik GmbH, (2008), S. 16 ff.

[28] Vgl. FOCUS online, (2009) [Online im Internet].

[29] Vgl. gematik GmbH, (2008), S. 13 [Online im Internet].

[30] Vgl. gematik GmbH, (2008), S. 20 ff.

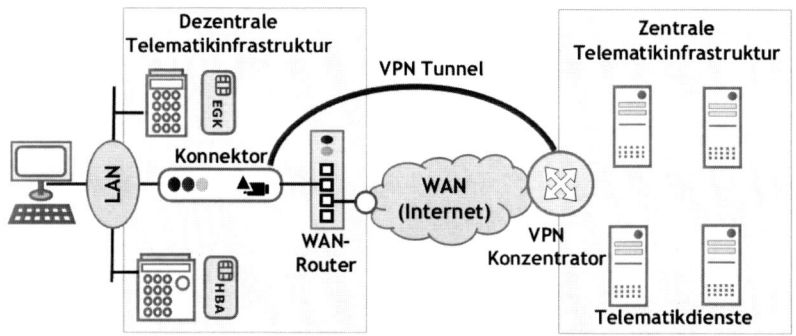

Abb. 6 - Schaubild TI-Zugang durch Konnektor[31]

Der Konnektor stellt eine dezentrale Komponente der TI dar, die sich bei den Leistungserbringern vor Ort befindet und den Zugang zur zentralen TI inklusive der Telematikdienste herstellt. Der Konnektor wird, genauso wie die Lesegeräte für eGK und HBA, in das Local Area
Network (LAN) des Leistungserbringers eingebunden und stellt über ein Wide Area Network
(WAN), in der Regel das Internet, den Zugang zu den Fachdiensten der TI her. Dabei tunnelt
der Konnektor durch das WAN, nutzt also einen speziell verschlüsselten VPN-Tunnel (Virtual Private Network), um Daten (abhör-)sicher zu übertragen.[32]

Abb. 7 zeigt die unterschiedlichen Funktionsblöcke des Konnektors (KONN.x) und die drei
zugehörigen Karten-Applikationen (DF.y).

Der Funktionsblock Netz-Konnektor ist für das Herstellen der VPN-Verbindung über die
WAN-Schnittstelle zuständig. Ein LAN- und ein WAN-Paketfilter schützen dabei den
Konnektor vor Angriffen aus den jeweiligen Netzwerken. Genauer genommen handelt es sich
hierbei um eine Firewall, die ein- und ausgehende Datenpakete nur dann zulässt, wenn diese
von autorisierten Komponenten, etwa Fachdiensten der TI, kommen. Jene einfache Firewall
nutzt die Stateful Packet Inspection-Technologie (SPI), um zu entscheiden, welche Datenpakete die Firewall passieren dürfen. Hierbei werden im Gegensatz zu zustandslosen Paketfil-
tern Informationen über den Verbindungsstatus abgespeichert, die genutzt werden, um Datenpakete nicht einzeln, sondern im Kontext der zugehörigen Verbindung analysieren zu kön-

---

[31] Vgl. gematik GmbH, (2008), S. 32 [Online im Internet].

[32] Vgl. gematik GmbH, (2008), S. 30 ff. [Online im Internet].

nen.[33] Identifiziert die Firewall Angriffe auf das System, so werden diese möglichst vereitelt und zu Ermittlungszwecken stets protokolliert.[34]

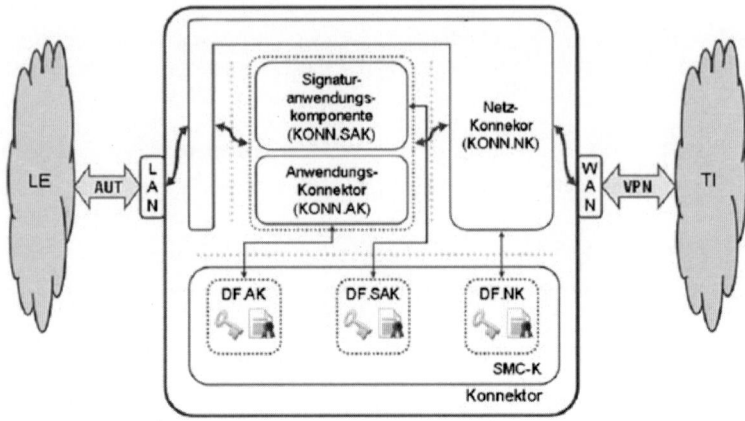

Abb. 7 - Funktionsblöcke des Konnektors[35]

Der Anwendungs-Konnektor ist verantwortlich für die Steuerung der Kartenterminals sowie für den Zugriff auf die Chipkarten in den Lesegeräten und regelt die Kommunikation zwischen dem Netzwerk des Leistungserbringers und der TI. Die Signaturanwendungs-Komponente kann qualifizierte elektronische Signaturen (QES) erzeugen oder überprüfen und übermittelt zu signierende Daten verschlüsselt an den HBA.[36]

Der Konnektor ver- und entschlüsselt unter Zuhilfenahme der Schlüssel und der Prozessorchips von eGK und HBA die zu übertragenden medizinischen Daten. Hierdurch ist sichergestellt, dass erst nach der Übertragung via Internet am entsprechenden PC die Daten entschlüsselt und lesbar gemacht werden. Dies kann allerdings nur dann geschehen, wenn im angeschlossenen Kartenlesegerät je nach Anwendung entweder sowohl die eGK als auch der HBA bzw. nur der HBA (beispielsweise beim eArztbrief) eingesteckt sind und sowohl Patient als auch Arzt sich durch Eingabe ihrer PIN authentifiziert haben.

---

[33] Vgl. Kurose & Ross, (2008), S. 785 ff.

[34] Vgl. gematik GmbH, (2008), S. 20 ff.

[35] Vgl. gematik GmbH, (2008), S. 28 [Online im Internet].

[36] Vgl. gematik GmbH, (2008), S. 28 [Online im Internet].

Beim Versand der Daten erfolgt durch Nutzung des Anwendungsprotokolls Secure Socket Layer (SSL) und anschließend des Internet Protocol Security-Verfahrens (IPsec) eine Zerlegung in kleine Datenpakete, die wiederum ihrerseits verschlüsselt werden.

Durch all diese Sicherheitsmechanismen gewährleistet der Konnektor die Einhaltung der Kriterien Authentizität, Vertraulichkeit und Integrität im Rahmen der Datensicherheit.[37] Allerdings sei hierbei klargestellt, dass sich die Bereitstellung von Sicherheitsfunktionalitäten nur auf das vom Konnektor geschaffene Intranet zwischen autorisierten Leistungserbringern bezieht; für die Nutzung des Internets außerhalb der TI kann der Konnektor keinerlei Sicherheit gewährleisten.

Ein weiteres Kriterium der Datensicherheit stellt die Verfügbarkeit von Informationen dar. Gerade beim Zugriff auf dringend behandlungsrelevante Daten, die zentral in der TI gespeichert sind, hätte ein Ausfall des Systems schwerwiegende Auswirkungen. Um eine dauerhafte Verfügbarkeit zu gewährleisten, wurde die TI mit einem sogenannten Broker ausgestattet, der sämtliche Informationen, die zur TI versendet werden, entgegennimmt. Dieser Broker kontrolliert unter Zuhilfenahme sogenannter White und Black Lists[38], ob Informationen von oder zu einem zugelassenen, zertifizierten Konnektor gesendet wurden. Außerdem besitzt der Broker eine Vorkehrung zur Abwehr von Denial of Service (DoS)-Angriffen, die eine Überlastung des Systems zum Ziel haben und daher verhindert werden müssen.[39]

Der Broker fungiert als Gateway-Komponente zu den Fachanwendungen und Server-Systemen der TI[40], auf denen die Daten tatsächlich verschlüsselt abgelegt werden. Dabei finden die Prinzipien der Datenvermeidung, Datensparsamkeit und Datentrennung als Sicherheitsmerkmale Berücksichtigung. Grundsätzlich dürfen nur die unbedingt für die Funktionalität notwendigen Daten übertragen werden, und zwar in einer solchen Art und Weise, dass eine Zusammenführung und Profilbildung unmöglich ist. Außerdem wird auf Möglichkeiten der Anonymisierung und Pseudonymisierung zurückgegriffen.[41]

---

[37] Vgl. gcmatik GmbH, (2008), S. 20 ff.

[38] Hierbei handelt es sich um Listen, in denen eingetragen ist, z.B. welche Absenderadressen als vertrauenswürdig und welche als nicht vertrauenswürdig beurteilt werden.

[39] Vgl. gematik GmbH, (2008), S. 26 ff.

[40] Vgl. gematik GmbH, (2007), S. 12.

[41] Vgl. gematik GmbH, (2008), S. 14 [Online im Internet].

Dem Recht des Patienten auf informationelle Selbstbestimmung als zentraler Bestandteil des Datenschutzes wird mit der Implementierung eines sogenannten Audit-Dienstes Rechnung getragen. Hier kann der Karteninhaber abfragen, welche Aktionen mit seinen Daten durchgeführt werden. Dabei ist sichergestellt, dass dies nur vom tatsächlichen Inhaber der eGK durchgeführt werden kann und die Protokolldaten nicht zu Profilbildungszwecken zusammenführbar sind.[42]

1.3.2.3 Heilberufsausweis (HBA) und Security Model Cards (SMC)

Im SGB V Paragraph 291a Absatz 5 wird geregelt, dass ein Zugriff auf medizinische Daten in der TI nur erfolgen darf, wenn gleichzeitig eGK und HBA präsentiert werden. Da also zwei unterschiedliche Karten gemeinsam für einen Datenzugriff benötigt werden, spricht man hier vom Zwei-Karten-Prinzip, welches verhindert, dass der Arzt (oder eine andere autorisierte Berufsgruppe) eigenmächtig und ohne Zustimmung des Patienten Einsicht in die entsprechenden medizinischen Daten nehmen kann. Als Pendant zur eGK wird der HBA als elektronischer Ausweis für Ärzte und weitere Leistungserbringer eingeführt. Dieser muss über Möglichkeiten zur sicheren Authentifizierung und zur Erstellung einer elektronischen Signatur verfügen.

Neben dem eigentlichen HBA sind noch verschiedenartige sogenannte Security Model Cards (SMC) spezifiziert, die als Ergänzungs- bzw. Substitutionswerkzeuge zum HBA gesehen werden können.

Bei der SMC-A handelt es sich um eine Arbeitsplatzkarte, die in lokalen Kartenterminals verbaut sein kann. Dadurch soll verhindert werden, dass ein häufiges Ein- und Ausstecken des HBA zu einer starken Abnutzung führt, was zur Folge hätte, dass die Karten oft ausgetauscht werden müssten. Um diesen Kostenfaktor zu vermeiden, besteht die Möglichkeit den HBA an einem zentralen Lesegerät einzuführen und die weiteren Lesegeräte mit einer SMC-A auszustatten. Diese bietet die Möglichkeit eine Kommunikation mit einem entfernt eingeführten HBA herzustellen. Über einen sogenannten Trusted Channel, der mittels TLS/SSL gesichert wird, baut das Kartenterminal eine Verbindung zum HBA in einem anderen zentralen Terminal auf. Wird am Steckplatz des SMC-A eine PIN eingegeben, kann diese an den HBA weitergereicht werden. Handelt es sich um die korrekte PIN, dann stehen die Funktionen des

---

[42] Vgl. gematik GmbH, (2008), S. 28 f.

HBA zur Nutzung bereit. Man spricht in diesem Zusammenhang von entfernter PIN-Eingabe.[43]

Des Weiteren verfügt die SMC-A über die Möglichkeit, sich gegenüber der eGK zu authentisieren, was den Zugriff auf die dort gespeicherten Daten ermöglicht. In einer künftigen Infrastruktur kann die SMC-A eingesetzt werden, um medizinischen Geräten Zugriff auf die eGK-Daten ohne PIN-Eingabe zu gewähren, sofern dies notwendig ist.

Die SMC-B fungiert als Institutionskarte zur Verwendung in einer Institution des Gesundheitswesens an einem zentralen Terminal. Diese Karte bietet neben dem kompletten Funktionsumfang des SMC-A zusätzlich die Möglichkeit des Authentisierens in der TI, der elektronischen Signatur (allerdings nicht mit der Signatur eines bestimmten Arztes, sondern der Institution) und der Ver-/Entschlüsselung von Dokumenten durch PIN-Eingabe autorisierter Mitarbeiter der Institution.[44] Damit wird die Anforderung in Paragraph 291a Absatz 4 Ziffer 1d und 2d im SGB V umgesetzt, die auch Mitarbeitern von Leistungserbringern den Zugriff auf Daten der eGK und deren Verarbeitung erlaubt, sofern dies erforderlich ist und unter Aufsicht des Leistungserbringers erfolgt.[45] Ein Beispiel für die rein organisatorische Nutzung der TI ohne notwendige Einwilligung des Arztes stellt die Prüfung des Versichertenstatus des Patienten mittels VSD-Abgleich dar.

Um eine elektronische Signatur zu erstellen, ist stets eine PIN-Eingabe erforderlich. Die Eingabe dieser PIN erscheint bei der großen Anzahl von zu signierenden Dokumenten wie Verordnungen, Überweisungen, Arztbriefen o.ä. umständlich und zeitaufwändig. Zur Lösung dieses Problems wurden die Verfahren der Stapel- und Komfortsignatur entwickelt.

Bei der Stapelsignatur werden mehrere vorliegende Dokumente gebündelt durch eine einzige PIN-Eingabe signiert. Diese PIN wird eingegeben, nachdem der jeweilige Leistungserbringer, der zur Unterschrift ermächtigt ist, die vorliegenden Dokumente überprüft hat. Die Komfortsignatur hingegen ermöglicht die PIN-Eingabe, noch bevor die zu signierenden Dokumente in Augenschein genommen werden. Ist die Komfortsignatur für einen bestimmten Zeitraum ein-

---

[43] Vgl. Waldmann, (2009), S. 10 [Online im Internet].

[44] Vgl. gematik GmbH, (2009), S. 6.

[45] Vgl. Sozialgesetzbuch (SGB) Fünftes Buch (V), (2011), § 291a Absatz 4 Ziffer 1d und 2d.

gerichtet, reicht die Präsentation eines kontaktlosen Security-Tokens[46] aus, um eine Signierung auszulösen. Hierzu wurde die SMC-RFID spezifiziert, bei der es sich um einen solchen kontaktlosen Token in Form eines RFID-Chips handelt.[47]

Bei der SMC-K handelt es sich um eine Softwareimplementierung im Konnektor, welche drei Karten-Applikationen umfasst und den Zugang zur TI herstellt.[48]

Um die Möglichkeiten der TI aus Sicht des Leistungserbringers optimal zu nutzen, ist es erforderlich, den Einsatz verschiedenartiger SMCs genau zu prüfen. Dabei muss untersucht werden, welche SMCs an welchen Orten der Praxis verwendet werden sollen und welche Prozessveränderungen dies nach sich ziehen muss. Derartige Überlegungen sind unabdingbarer Bestandteil eines zukunftssicheren IT-Konzeptes für Arztpraxen.

1.3.3 Übersicht der Anwendungen

Gemäß der Interpretation durch die gematik GmbH unterscheidet SGB V Paragraph 291a die Anwendungen für die eGK in Pflichtanwendungen und freiwillige Anwendungen.[49] Dabei werden folgende Anwendungen als verpflichtend aufgefasst:

- Speicherung und Aktualisierung der VSD

- Nutzung der eGK als Europäische Krankenversicherungskarte (EHIC)

- Speicherung von eVerordnungen

Die Nutzung dieser Anwendungen ist gesetzlich vorgeschrieben. Im Gegensatz dazu kann der Versicherte bei den freiwilligen Anwendungen wählen, ob er diese nutzen bzw. deren Nutzung durch autorisierte Leistungserbringer zustimmen oder dies verweigern möchte. Folgende Anwendungen sind von der gematik GmbH als freiwillig klassifiziert:

- Daten für die Notfallversorgung (NDS)

- Elektronischer Arztbrief (eArztbrief)

---

[46] Dabei handelt es sich um eine Hardwarekomponente, die über entsprechende Funktionen verfügt, um als elektronischer Schlüssel verwendet zu werden.

[47] Vgl. Waldmann, (2009), S. 18 ff. [Online im Internet].

[48] Vgl. Waldmann, (2009), S. 3 [Online im Internet].

[49] Vgl. gematik GmbH. Anwendungen der eGK [Online im Internet].

- Daten zur Prüfung der Arzneimitteltherapiesicherheit (AMTS)

- Elektronische Patientenakte (ePatientenakte)

- Elektronisches Patientenfach

- Elektronische Patientenquittung

Mit der Implementierung all dieser Anwendungen wären die Vorgaben des Gesetzgebers in SGB V Paragraph 291a vollständig erfüllt.

Abgesehen von der Einteilung in freiwillige und verpflichtende Anwendungen lassen sich diese auch nach anderen Kriterien wie beispielsweise der Art der Informationsspeicherung klassifizieren. Hier werden die Konzepte der zentralen Speicherung auf einem Server-System bzw. der dezentralen Speicherung auf dem Speicherbereich der eGK selbst diskutiert und gegeneinander abgewogen.

Paragraph 291a Absatz 2 des SGB V fordert, dass die eGK in der Lage sein muss, die VSD sowie eRezepte aufzunehmen, also direkt zu speichern. Des Weiteren wird in Satz 1 Absatz 3 des Paragraph 291a festgelegt, dass Zugriff auf die NFD auch ohne Netzzugang, also physikalischen Zugang zur TI, möglich sein muss (Offline-Nutzung). Dies kann nur gewährleistet werden, wenn die Daten direkt auf der eGK abgespeichert sind. Somit müssen die Anwendungen VSD, eRezept und Notfalldaten in Form einer dezentralen Speicherung realisiert werden. Für sämtliche weitere Anwendungen legt der Gesetzgeber in seinen Vorschriften nicht fest, auf welchem Datenträger die Informationen gesichert werden müssen. Dies ermöglicht grundsätzlich auch die zentrale Speicherung für die übrigen Anwendungen.

Unter einer zentralen Speicherung versteht man in diesem Zusammenhang das Ablegen von Daten auf einem Server-System, das die gematik GmbH und/oder ein zertifizierter Partner betreibt. Während in anderen Ländern v.a. die zentrale Speicherung praktiziert wird, existieren in Deutschland beispielsweise mit dem Reisepass oder dem künftigen Personalausweis Beispiele für dezentrale Datenspeicherung. Damit ist das Risiko eines Datenverlustes bei Verlust der Karte verbunden, allerdings auch die Chance einer höheren Akzeptanz, da der Anwender rein physisch Herr über seine persönlichen Daten ist.[50]

---

[50] Vgl. FOKUS & gematik GmbH, (2009), S. 10.

In einer ausführlichen Studie der Fraunhofer-Gesellschaft im Auftrag der gematik GmbH wurde überprüft, inwiefern es möglich ist, dezentrale Speichermedien bei den geplanten gesundheitstelematischen Anwendungen einzusetzen. Als potenziell einsetzbare Speichermedien wurden USB-Sticks, USB-Sticks mit spezieller Sicherung, die herkömmliche eGK mit geringfügig erweitertem Speichervolumen (bis zu 2 MB) und eine eGK mit zusätzlichem Speicherbereich mit deutlich erhöhtem Speichervolumen (bis zu 2 GB) erwogen.[51]

Die Studie kommt zu dem Ergebnis, dass der Einsatz von dezentralen Speichermedien im Rahmen der TI als möglich erachtet wird und dazu führen könnte, dass potenzielle Nutzer die neuen Strukturen eher akzeptieren. Allerdings werden auch Gegenargumente vorgebracht: Neben dem bereits erwähnten Problem des Datenverlustes werden hier die Abnutzung der Karten, der Mangel an Referenzsystemen, die mit dezentralen Speichermedien arbeiten, und die Tatsache, dass die verwendeten kryptografischen Verfahren schnell veralten, genannt.[52]

Der Vergleich der verschiedenen untersuchten Medien ergab, dass sich USB-Sticks entgegen einem Vorschlag der Bundesärztekammer nicht zum Einsatz in der TI eignen, u.a. aufgrund der Tatsache, dass es an Sicherheitsmechanismen und zuverlässigen Statistiken über die technische Robustheit und Langlebigkeit mangelt. Außerdem werden die Kosten beim Einsatz von USB-Sticks als überhöht betrachtet. Die eGK mit geringfügig erweitertem Speicher eignet sich laut Studienergebnis für die meisten Anwendungen am besten und soll bei deren Spezifikation in Betracht gezogen werden.[53]

1.3.4 Aktueller Entwicklungsstand

Das ursprüngliche Vorhaben, die eGK bereits im Jahr 2006 entsprechend der Regelung im Gesetzestext nach SGB V Paragraph 291a einzuführen, konnte nicht in die Tat umgesetzt werden. Zum Zeitpunkt der Erstellung dieser Thesis[54] war die eGK noch nicht flächendeckend im Einsatz.

Im Jahr 2008 veröffentlichte die gematik GmbH eine Studie, um den Fortschritt bei den damaligen Feldtests zu dokumentieren. Darin unterteilte das Unternehmen die Einführung der

---

[51] Vgl. FOKUS & gematik GmbH, (2009), S. 21 ff.

[52] Vgl. FOKUS & gematik GmbH, (2009), S. 66 f.

[53] Vgl. FOKUS & gematik GmbH, (2009), S. 69 f.

[54] Stand: Januar 2012.

eGK und die Inbetriebnahme der TI in drei verschiedene Release-Stufen. Der Funktionsumfang der ersten Release-Stufe sollte dabei begrenzt sein auf offline zur Verfügung stehende Anwendungen, wie die dezentrale Speicherung der VSD, der eVerordnungen und der Notfalldaten.[55]

Zum damaligen Zeitpunkt wurde geplant, im Rahmen des sogenannten Basis-Rollouts im dritten und vierten Quartal 2009 die Leistungserbringer mit entsprechenden Lesegeräten und die Patienten mit eGKs nach Release 0.5.2 zu versorgen. Entsprechend zugelassene Kartenlesegeräte sollten über die Möglichkeit verfügen, sowohl die eGK als auch die alte KVK einzulesen. Da im geplanten Basis-Rollout keine Online-Anwendungen unterstützt werden, wurde geplant, das Kartenlesegerät ohne Einsatz eines Konnektors direkt mit dem PC zu verbinden. Zur Absicherung vor zukünftig entstehenden Kosten sollten die Geräte auch für den späteren Online-Betrieb ausgerüstet sein.[56]

Auch diese Zeitplanung wurde verworfen. Dennoch zeichneten sich im Herbst 2011 erste Fortschritte ab. So waren die Leistungserbringer von den Kassenärztlichen Vereinigungen (KV) aufgefordert worden, eGK-fähige Kartenlesegeräte bis Ende September 2011 zu bestellen. Im Falle einer Bestellung in diesem Zeitraum wurden die Anschaffungs- und Installationskosten von den KV bzw. letztlich von den Krankenkassen (KK) übernommen, sodass seitens der Leistungserbringer keine Ausgaben nötig waren.[57] Damit sollte sichergestellt werden, dass die Leistungserbringer über die entsprechenden Lesegeräte verfügen, bevor die KK mit der Ausgabe der neuen eGKs an deren Versicherte beginnen.

Diese Kartenausgabe startete im Oktober 2011. Bis Ende des Jahres 2012 sollen nach Wunsch der derzeitigen Regierungskoalition 70 Prozent der Versicherten über die eGK verfügen.[58] Auf der 37. Gesellschafterversammlung der gematik GmbH Anfang Dezember 2011 in Berlin wurde der Basis-Rollout als „technisch abgeschlossen"[59] bezeichnet. Demnach verfügen die Leistungserbringer flächendeckend über entsprechende Lesegeräte, die KK sind für die Aus-

---

[55] Vgl. gematik GmbH, (2008), S. 5 [Online im Internet].

[56] Vgl. gematik GmbH, (2008), S. 22 ff. [Online im Internet].

[57] Vgl. KBV, GKV-Spitzenverband, & KZBV, (2011) [Online im Internet].

[58] Vgl. Schellhase, (2011) [Online im Internet].

[59] E-HEALTH-COM, (2011) [Online im Internet].

gabe der eGK weitestgehend zugelassen und die Kartenausgabe an die Versicherten ist bereits angelaufen.[60]

Nachdem die gematik GmbH mit dem Release 0.5.3 neue Konditionen für den Basis-Rollout schuf, haben sich die Bedingungen für den Einsatz der eGK erneut geändert. Um dem Versprechen gerecht zu werden, die Leistungserbringer mit zukunftsfähiger Technologie auszustatten, verfügen die eHealth-BCS-Terminals, die zum Einlesen der eGK dienen, über eine Möglichkeit der Nachrüstung für den später geplanten Online-Betrieb. Sogenannte multifunktionale Kartenterminals müssen jedoch bei Übergang zur Online-Phase ausgetauscht werden. Weiterer Nachrüstungsbedarf könnte bei den eGKs entstehen: Hier muss technisch zwischen Karten der Generation 1 und der Generation 1 plus unterschieden werden, wobei nur die Karten der Generation 1 plus ohne Update für den Online-Betrieb verwendbar sind.[61]

Der gerade begonnene Rollout ermöglicht lediglich die Nutzung der VSD-Anwendung in der Offline-Variante, also ohne einen Datenabgleich mit dem Server-System. Das bedeutet, dass nach Einführung der eGK Generation 1 im Rahmen des Release 0.5.3 lediglich das Auslesen der VSD – im Vergleich zur KVK ergänzt um Angaben zum Geschlecht und zum Zuzahlungsstatus – durchgeführt werden kann.[62] Ein Mehrwert wird hier jedoch noch nicht generiert. Für weitere Anwendungen existieren derzeit keine Anwendungsspezifikationen.[63]

Ein aktueller Vorschlag des GKV-Spitzenverbands (Gesetzliche Krankenversicherung) unter dem Namen „Alternative 2012" regt einen vorgezogenen Online-Rollout an, mit dem die Online-Prüfung und -Aktualisierung der VSD möglich werden soll. Dazu wird ein Konnektor mit vermindertem Funktionsumfang, ohne Signaturanwendungskomponente (SAK), verwendet. Die Leistungserbringer hegen allerdings die Befürchtung, dass die KK nach der Durchsetzung der Anwendung Online-VSD kein Interesse an dem weiteren Ausbau der TI-Anwendungen haben und deshalb den vermindert leistungsfähigen Konnektor zum Einsatz bringen möchten.[64]

---

[60] Vgl. E-HEALTH-COM, (2011) [Online im Internet].

[61] Vgl. gematik GmbH. Informationen zum Basis Rollout [Online im Internet].

[62] Vgl. gematik GmbH. Informationen zum Basis Rollout [Online im Internet].

[63] Vgl. gematik GmbH. Spezifikation - Technische Vorgaben [Online im Internet].

[64] Vgl. E-HEALTH-COM, (2011) [Online im Internet].

Zum aktuellen Zeitpunkt sind die Spezifikationen für den Online-Rollout noch nicht von der gematik GmbH veröffentlicht.[65] Die KV Rheinland-Pfalz rechnet frühestens 2013 mit einem Online-Rollout.[66] Wie Anfang Dezember 2011 bekannt wurde, erzielte die gematik GmbH inzwischen allerdings eine Einigung bezüglich des Vorgehens beim Online-Rollout. So soll ab Ende 2012 die Online-Anwendung VSDM getestet und dann 2013 eingeführt werden. Ebenfalls 2012 sollen die Tests für die elektronische Signaturkomponente beginnen. Die dann vorhandenen Konnektoren werden per Remote-Zugriff für die neue Anwendung konfiguriert. Damit wurden die Argumente gegen die vorgezogene Einführung des seitens der KK erwünschten Online-VSDM ihrer Grundlage entzogen.[67]

Grundsätzlich sah sich die deutsche TI stets einer breiten Front von Kritikern ausgesetzt, bestehend aus verschiedenen Interessensverbänden, Ärzten, Datenschützern und Bürgerrechtlern. Als Grund für die ablehnende Haltung wurden oftmals datenschutzrechtliche Bedenken sowie die Befürchtung, es entstünden nur Mehrwerte für die KK und nicht für die Ärzte, vorgetragen.[68] Thilo Weichert, Landesbeauftragter für den Datenschutz in Schleswig-Holstein, zeigt sich in einer Stellungnahme verwundert und verärgert darüber, dass die Gegner der eGK „Horrorszenarien" unter Ausnutzung der „Unkenntnis der Bevölkerung über die Details" konstruieren, um „nur teilweise nachvollziehbare" Interessen durchzusetzen.[69] Dabei werden die organisatorischen und medizinischen Vorteile, die durch Einführung der eGK erzielt werden können, außer Acht gelassen.[70]

1.3.5 Technische Beurteilung

Eine Studie des Fraunhofer-Instituts für Offene Kommunikationssysteme (FOKUS) hat die geplante TI aus technologischen Gesichtspunkten untersucht und bewertet. Dabei standen eingesetzte Vorgehensmodelle und Aspekte wie Verteilungsmodelle, Datenverfügbarkeit und Datenschutz im Zentrum der Untersuchung.[71]

---

[65] Vgl. gematik GmbH. Spezifikation. In Vorbereitung [Online im Internet].

[66] Vgl. Kassenärztliche Vereinigung Rheinland-Pfalz. eGK - Häufige Fragen [Online im Internet].

[67] Vgl. E-HEALTH-COM, (2011) [Online im Internet].

[68] Vgl. Gundermann, (2008).

[69] Vgl. Weichert, (2008). [Wörtliches Zitat entstammt derselben Quelle].

[70] Vgl. Weichert, (2008).

[71] Vgl. FOKUS, (2008), S. 1.

Die Studie kommt zu dem Ergebnis, dass bei der spezifizierten TI Designprinzipien zum Einsatz kommen, die dem aktuellen State of the Art entsprechen und gerade im Bereich des Datenschutzes diesen sogar übertreffen.[72] Besonders positiv herausgehoben wird hierbei die Datenverfügbarkeit, die durch den grundsätzlichen Einsatz eines zentralen Speichersystems und die zusätzlich redundante Datenspeicherung auf der gesicherten eGK als sehr hoch erachtet wird.[73]

An einigen Stellen weist das FOKUS auch auf Schwachstellen oder notwendige Erweiterungen hin. Die Entwicklung von Detaillösungen in Anwendungsbereichen, in denen alternativ etablierte Standards nach geringfügiger Anpassung verwendet werden könnten, wird kritisiert. Auch Inkonsistenzen in der Detailgestaltung hinsichtlich der Verwendung moderner Serviceorientierter Architekturen (SOA) werden negativ vermerkt. Zusätzlich seien die Zugriffsschutzmechanismen für die kommenden Anwendungen im Online-Bereich zu verbessern.[74]

1.3.6 Internationaler Ausblick

Nicht nur in Deutschland, sondern auch in vielen anderen Ländern wurden die Themen Telematik und Telemedizin als Technologien der Zukunft entdeckt und entsprechende Projekte auf den Weg gebracht.

Die aktuellen Entwicklungsstände im Bereich des eHealth sind europaweit recht unterschiedlich. Die EU hat eHealth zu einem Schwerpunkt ihres Programms i2010 gemacht, das Bestandteil der Strategie eEurope ist. Als Ziel wird formuliert, dass sowohl für Patienten als auch für Mediziner leistungsfähige und dialogfähige Gesundheitssysteme bereitstehen.[75] Vor rund einem Jahr wurde ergänzend eine Vereinbarung mit der US-amerikanischen Regierung getroffen, die vorsieht, bei eHealth-Projekten stärker zu kooperieren.[76] Es wird also deutlich, dass nicht nur nationale Bestrebungen zum Aufbau integrierter Versorgungssysteme vorhanden sind, sondern auch über Ländergrenzen hinweg kooperative Strukturen angedacht und vorgesehen werden.

---

[72] Vgl. FOKUS, (2008), S. 1.

[73] Vgl. FOKUS, (2008), S. 17 f.

[74] Vgl. FOKUS, (2008), S. 17.

[75] Vgl. EurActiv.com, (2010) [Online im Internet].

[76] Vgl. EurActiv.com, (2011) [Online im Internet].

Im deutschsprachigen Ausland konzentrieren sich die eHealth-Bemühungen auf das Erstellen einer elektronischen Dokumentation und die Sammlung von Patientendaten, analog zum deutschen Entwurf der epA, die eine Art „Endziel" der TI darstellt. In Österreich wird das Pendant zur deutschen epA elektronische Gesundheitsakte (ELGA) genannt; in der Schweiz gibt es den Begriff des elektronischen Patientendossiers.

Die schweizerische Regierung nahm das Kapitel „Gesundheit und Gesundheitswesen" mit Schwerpunkt eHealth im Jahr 2006 in die „Strategie für die Informationsgesellschaft in der Schweiz" auf und gründete im Folgenden eine Koordinationsorganisation namens eHealth Suisse, um nationale Standards für regionale eHealth-Projekte zu schaffen. Die Kernziele bis 2015 waren der Aufbau des Patientendossiers und eines Online-Gesundheitsportals. Damit sollten Patienten in die Lage versetzt werden, ihre medizinischen Informationen gezielt medizinischem Fachpersonal ortsunabhängig zur Verfügung zu stellen und sich im Internet qualifiziert zu informieren.[77] Inzwischen gibt es einige erfolgreiche, lokal begrenzte eHealth-Pilotprojekte.[78]

Das österreichische Projekt ELGA ist indes recht weit vorangeschritten. So wird bereits an dem Webportal zur Verwaltung der eigenen medizinischen Daten gearbeitet, ein Pilotprojekt zur eMedikation wurde im Jahr 2011 bereits abgeschlossen und bis 2015 sollen allen Gesundheitseinrichtungen mittels ELGA sämtliche medizinische Dokumente von Patienten zur Verfügung stehen.[79]

Trotz des weit vorangeschrittenen Projekts und den guten Erfahrungen mit der österreichischen eCard, die bereits im Jahr 2005 als KVK eingeführt wurde, wird das Projekt ELGA teilweise sehr skeptisch betrachtet. Besonders kritisch zeigt sich die österreichische Ärztekammer, die mit entsprechenden Kampagnen versucht, das Projekt buchstäblich zu torpedieren und Ängste vor dem gläsernen Patienten und Datenklau zu schüren.[80]

Von ähnlichen Widerständen berichtete die britische Zeitschrift The Guardian hinsichtlich der dortigen Etablierung telemedizinischer Strukturen. In einem Artikel wird beklagt, dass zahlreiche langwierig angelegte Studien über Telemedizin-Projekte Patienten frustrieren, indem

---

[77] Vgl. Bundesamt für Gesundheitheit (BAG), (2011) [Online im Internet].

[78] Vgl. Schröder, (2011) [Online im Internet].

[79] Vgl. Herbek & Eisl, (2011) [Online im Internet].

[80] Vgl. Bachinger, (2011) [Online im Internet].

sie die nationale Einführung von telemedizinischen Strukturen abermals verhindern. Die Studien seien bei ihrer Veröffentlichung bereits veraltet und die technischen Probleme, die darin bemängelt werden, erwiesen sich zum Veröffentlichungszeitpunkt oftmals als längst ausgemerzt. Die sichtlichen Erfolge der Telemedizin hinsichtlich der anfallenden Kosten und der besseren Lebenssituation telemedizinisch betreuter Patienten werde außer Acht gelassen.[81]

Der Trend zur Telemedizin hat auch den afrikanischen Kontinent bereits erreicht. In Tansania wurden Ärzte mit Foto-Handys ausgestattet, mit denen sie Aufnahmen von Patienten und Informationen über aktuelle Krankheitsfälle per Mobilfunknetz an andere Ärzte beispielsweise in städtischen Krankenhäusern übermitteln können. Diese Ärzte greifen dann beratend in den Behandlungsprozess ein, um die weniger gut ausgebildeten Ärzte in ländlichen Gebieten fachlich zu unterstützen. Die Qualität der medizinischen Versorgung verbesserte sich dadurch beträchtlich und rettete einigen Menschen gar das Leben. Das Projekt soll nun noch weiter ausgebaut werden.[82]

Gesundheitsversorgung per Telefon gehört weltweit zu den am weitestverbreiteten Mobile Health-Angeboten. Eine Untersuchung der Weltgesundheitsorganisation (WHO) zeigte, dass es in über 80 Prozent der Mitgliedsstaaten laufende mHealth-Projekte gibt. Da inzwischen in einigen einkommensschwächeren Ländern der Welt die Abdeckung mit Funknetzen höher ist als mit Elektrizität, zeigt sich der Trend zum Einsatz von mHealth auch in Ländern mit niedrigen Durchschnittseinkommen, allerdings in geringerer Intensität vergleichen mit einkommensstärkeren Staaten. Grundsätzlich handelt es sich zumeist um regionale Projekte, die zukünftig professioneller und leistungsfähiger werden können, indem sie in nationale eHealth-Netzwerke eingebunden werden.[83]

1.4   Zielsetzung, Abgrenzung und Zielgruppe

Zentrales Ziel dieser Arbeit stellt die Entwicklung eines zukunftssicheren Konzepts dar, das in Arztpraxen und Medizinischen Versorgungszentren (MVZ) implementiert werden kann. Der Begriff der Zukunftssicherheit soll hier implizieren, dass das Konzept auf absehbare zukünftige Entwicklungen abgestimmt entworfen wurde und so eine gewisse Sicherheit gegenüber

---

[81] Vgl. Vinegar, (2011) [Online im Internet].
[82] Vgl. Makoye, (2011) [Online im Internet].
[83] Vgl. Weltgesundheitsorganisation (WHO), (2011).

Fehlinvestitionen bietet. Die Implementierung des Konzepts soll nicht nur einen gegenwärtigen Mehrwert liefern, sondern sich auch in den kommenden Jahren ohne die Notwendigkeit von größeren Anpassungen als tragfähig erweisen.

Bei der Entwicklung des Konzepts steht eine ganzheitliche Betrachtung der IT-Strukturen im Vordergrund, sodass sowohl Hardware und Software als auch Vernetzungs- und Sicherheitsaspekte sowie Prozessoptimierungspotenziale berücksichtigt werden. Dabei geht der Konzeptentwicklung eine Analyse der Strukturen in der derzeit gängigen Praxis basierend auf realen Beobachtungen voraus.

Die fachliche Prozesserfassung dient der Ableitung von Anforderungen an ein zukunftssicheres Konzept. Ergänzt wird diese praxisbezogene Perspektive durch die Erfassung der technischen Lösungskonzepte, die derzeit in Arztpraxen Anwendung finden. Aus fachlicher und technischer Bestandsaufnahme soll in Kombination mit den abgeleiteten Anforderungen ein Zielkonzept entwickelt werden.

Das entwickelte Konzept beschränkt sich auf die Anwendung in Arztpraxen und MVZ. Es ist nicht für die Implementierung in größeren Einrichtungen wie Krankenhäusern vorgesehen.

Da Themenstellungen aus dem Bereich des Gesundheitswesens mit Problemen und Lösungen aus dem Bereich der Telematik verknüpft werden müssen, sind grundlegende Kenntnisse des Lesers auf diesen Gebieten vorausgesetzt. Es würde den Rahmen dieser Thesis sprengen, diese Themen von Grund auf detailliert aufzuarbeiten. Hierzu gibt es in der Literatur ein ausreichendes Angebot an Veröffentlichungen, das zum Erlangen eines Grundverständnisses herangezogen werden kann.

Gleichermaßen ist einschränkend zu erwähnen, dass die Zusammenführung von Themen stärker im Fokus der Thesis steht als Erörterungen dedizierter Sachverhalte. Daher wird an einigen Stellen nur eine begrenzte Detailtiefe erreicht, da dies für das eigentliche Ziel der Thesis oftmals ausreichend ist. Ebenso verzichtet die Thesis so weit wie möglich auf abstrakt-theoretische Gebilde zugunsten von praktischen Erfahrungen und Beschreibungen, um ein praxisorientiertes Ergebnis zu erzielen, das in der Realität Anwendung finden kann.

Diese Thesis wendet sich an Dienstleister im IT-Bereich, die sich auf die Beratung von Arztpraxen spezialisiert haben und ihre Kenntnisse vertiefen oder mit Fragestellungen und Lösungsansätzen aus der gegenwärtigen Realität der Ärzte konfrontiert werden wollen. Gleichermaßen richtet sich die Thesis an Ärzte, die sich auf eine andere Art und Weise mit ihren gängigen Arbeitsabläufen auseinandersetzen wollen, um diese gegebenenfalls zu überdenken und Verbesserungspotenziale ausfindig zu machen. Gerade für Ärzte, die über grundlegende Kenntnisse im Bereich der IT verfügen, kann diese Thesis vertiefend wirken, entstehende Mehrwerte durch zielgerichtete IT-Nutzung aufzeigen und den Grundstein für die Einführung eines umfassenden IT-Konzepts legen.

2   Prozesse in Arztpraxen

2.1   Rahmendaten zur Prozessanalyse

Heutzutage verfolgt die Implementierung von IT-Konzepten nicht nur das Ziel, eine optimale Unterstützung der bestehenden Prozesse zu erreichen, sondern vielmehr auch eine Umgestaltung ebendieser. Arbeitsabläufe gelten nicht mehr als vorgegeben und unveränderlich, sondern können und müssen durch Einführung von IT-Systemen eine Veränderung erfahren.[84]

IT-Spezialisten sind zunehmend darin gefordert, die fachlichen Abläufe genau zu verstehen und zu hinterfragen, sodass technische und fachliche Aspekte in ihrer Gesamtheit über Systemgrenzen hinweg betrachtet werden können.[85] Dadurch ergibt sich für diese Thesis die grundlegende Notwendigkeit einer eingehenden Darstellung und Betrachtung typischer Geschäftsprozesse in Arztpraxen.

Eine Studie des Statistischen Bundesamts aus dem Jahre 2007 benennt die Anzahl der Arztpraxen in Deutschland mit 89 133. Davon handelte es sich bei 37 084 Ärzten um Allgemeinmediziner und bei den übrigen 52 049 Ärzten um Fachärzte.[86]

Um ein allgemeingültiges IT-Konzept für Arztpraxen und MVZ zu realisieren, müssen sowohl die Geschäftsprozesse eines klassischen Hausarztes sowie eines Facharztes in einer Einzelpraxis bzw. einem MVZ aufgenommen und analysiert werden.

Um einen möglichst hohen Grad an Praxisrelevanz zu gewährleisten, wurden die nachfolgend modellierten Prozesse während einer mehrtägigen Hospitation in Arztpraxen erfasst, sodass die Abläufe möglichst treffend das reale Geschehen in einer heutigen Arztpraxis abbilden. Gespräche mit praktizierenden Ärzten und deren Medizinischen Fachangestellten (MFA) ergänzten die Modellierungen.

Bei der Auswahl der besuchten Ärzte wurde darauf geachtet, dass es sich um möglichst typische Praxen handelt, d.h. um Praxen, deren Kennzahlen dem bundesweiten Durchschnitt in hohem Maße entsprechen.

---

[84] Vgl. Reinhardt, (2008), S. 86 ff.

[85] Vgl. Walther & Becker, (2009), S. 378.

[86] Vgl. Statistisches Bundesamt, (2009).

Aus Diskretionsgründen wurden die Namen der beteiligten Arztpraxen und des MVZ im Text anonymisiert. Die konkreten Namen sind dem Autor bekannt und können bei Bedarf dort nachgefragt werden.

Bei der besuchten allgemeinmedizinischen Praxis handelt es sich um eine klassische Hausarzt-Praxis mit circa 1 000 „Stammpatienten", von denen etwa 60 Prozent Rentner sind. Unter Berufung auf internationale Studien des Commonwealth Fund schreibt Schölkopf, dass ein deutscher Hausarzt 243 Patientenkontakte pro Woche aufweist.[87] Unter Berücksichtigung der Tatsache, dass gerade Rentner erfahrungsgemäß häufig den Arzt konsultieren müssen, kann davon ausgegangen werden, dass die Anzahl wöchentlicher Patientenkontakte in der ausgewählten Praxis nur geringfügig vom errechneten Mittelwert der Studie abweicht. Bei circa 10 Prozent der Patienten handelt es sich um Privatpatienten, was laut einer Untersuchung des AOK-Bundesverbands dem bundesweiten Durchschnitt weitestgehend entspricht.[88]

Der Allgemeinmediziner arbeitet, unterstützt durch zwei angestellte MFA, in vier Behandlungsräumen. Die Praxis verfügt über eine IT-Standardausstattung (im Wesentlichen bestehend aus Client-Server-LAN mit eingebundenen PCs, Nadeldrucker und Multifunktionsgerät) und arbeitet auf Software-Ebene mit dem Arztinformationssystem MEDISTAR. Laut einer Statistik der KBV handelt es sich hierbei um das marktführende Praxis-EDV-System mit deutschlandweit nahezu 15 000 Installationen.[89]

Patienten der Praxis können sich bei Vorliegen einer Erkrankung an Diabetes mellitus Typ II, Koronare Herzkrankheit (KHK), Chronisch obstruktive Atemwegserkrankung (COPD) oder Asthma bronchiale für ein entsprechendes Disease-Management-Programm (DMP) anmelden. Der Allgemeinmediziner nimmt nicht teil an der sogenannten Hausarztzentrierten Versorgung (HzV) und verzichtet aufgrund der komplexen Abrechnung mit den Berufsgenossenschaften (BG) auf die Arbeit als Durchgangsarzt zur Versorgung von Arbeitsunfällen.

Bei der zweiten besuchten Praxis handelt es sich um eine Facharzt-Praxis (Hals-Nasen-Ohren-Arzt). Der HNO-Arzt zählt 22 000 Patienten zu seinem Patientenstamm. Dieser Wert erscheint im Vergleich zum Allgemeinmediziner extrem hoch, erklärt sich aber durch die Tatsache, dass ein Facharzt nicht regelmäßig von denselben Patienten besucht wird. Ungefähr 1

---

[87] Vgl. Schölkopf, (2010), S. 131.

[88] Vgl. AOK Ärztebefragung, (2011), S. 24 [Online im Internet].

[89] Vgl. Kassenärztliche Bundesvereinigung (KBV), (2010) [Online im Internet].

200 Patientenbesuche zählt die Praxis je Quartal und liegt damit im bundesweiten Durschnitt bei Facharzt-Praxen.[90]

Der Anteil der Privatpatienten beträgt etwas mehr als 10 Prozent. Auch um Patienten, die aufgrund eines Arbeitsunfalls eine Verletzung erlitten haben, kümmert sich der HNO-Arzt; allerdings ist die Fallzahl nach seiner Aussage extrem gering, im Bereich von unter zehn Patienten pro Quartal. Typische Verletzungen durch Arbeitsunfälle sind hier Schädelbasisbrüche oder Knalltraumen.

Im besuchten MVZ bieten mehrere Ärzte medizinische Betreuung in den Bereichen Allgemeinmedizin, Innere Medizin, Hals-Nasen-Ohren-Heilkunde und Psychotherapie an. Etwa 1 200 Kassenpatienten besuchen pro Quartal das MVZ, zusätzlich etwa 100 Privatpatienten, 180 Patienten in verschiedenartigen DMP-Programmen und etwa 80 Patienten, die an der HzV teilnehmen. Das MVZ verfügt über zwei weitere Praxisstandorte in der näheren Umgebung.

Während der Hospitation in den Arztpraxen und im MVZ wurden die folgenden klassischen Geschäftsprozesse identifiziert:

• Praxisbesuch während der Sprechstunde

• Medikation: Ausstellung von Rezepten

• Ausstellung von Überweisungen zum Facharzt

• Ausstellung von konsiliarischen Anfragen an Labor

• Ausstellung einer Arbeitsunfähigkeits-Bescheinigung

• Hausbesuch

• Abrechnung

Die modellierten Prozesse sind in der Regel als Zusammenführung der Beobachtungen in allen Praxen zu sehen. Obwohl es sich um unterschiedliche Praxistypen und medizinische Fachrichtungen handelt, ähneln sich die Prozesse stark und weisen keine extremen Abweichungen auf. In Einzelfällen wurden wichtige Abweichungen in der textuellen Prozessbeschreibung berücksichtigt und hervorgehoben.

---

[90] Vgl. AOK Ärztebefragung, (2011), S. 25 [Online im Internet].

2.2   Begründung der gewählten Modellierungsform

Zur Modellierung der aufgenommenen Geschäftsprozesse kommt in dieser Thesis die Business Process Modelling Notation (BPMN) zum Einsatz. Diese Modellierungssprache wird von der Object Management Group (OMG) ausgearbeitet und liegt seit 2011 in der aktuellen Version 2.0 vor.[91]

Eine Studie der camunda services GmbH und der Fachhochschule für Technik und Wirtschaft Berlin stellte 2008 fest, dass BPMN das Potenzial besitzt, „der wichtigste Standard für die Prozessmodellierung zu werden und die neue Generation des ganzheitlichen Business Process Management (als Brückenschlag zwischen Business und IT) als wesentliches Werkzeug zu unterstützen".[92]

Auch eine vergleichende Analyse der populären Prozessmodellierungssprachen ePK (erweiterte Prozessketten) und BPMN, die von der Hochschule für Technik, Wirtschaft und Kultur Leipzig veröffentlicht wurde, kommt zu dem Ergebnis, dass BPMN „leichte Vorteile in der Anwendung" mit sich bringt.[93]

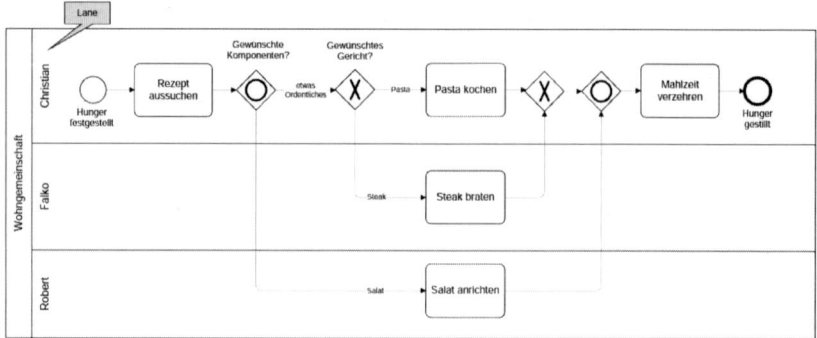

Abb. 8 - BPM-Beispiel: Lanes verdeutlichen Zuständigkeiten[94]

---

[91] Vgl. Object Management Group. Business Process Model and Notation (BPMN) [Online im Internet].

[92] Vgl. Franck & Henninger, (2008) [Online im Internet].

[93] Vgl. Kruczynski, (2008). [Wörtliches Zitat entstammt derselben Quelle].

[94] Bildquelle: Freund & Rücker, (2010), S. 44.

Als besonders vorteilhaft bei der Verwendung von BPMN wird die klare „Strukturierung der Prozesse nach den Prozessbeteiligten"[95] genannt. Hierzu verwendet BPMN die „Swimlane-Darstellung", bei der parallel verlaufende Bahnen die verschiedenen Akteure darstellen. Diese Bahnen können zu Pools (z.b. als Verdeutlichung des Stattfindens von Ereignissen an einem einzigen Ort) zusammengefasst werden. Aufgaben und Ereignisse, die einem Akteur zugeordnet werden können, werden in dessen Swimlane platziert.[96] Die ePK-Notation nutzt diese Swimlane-Darstellung nicht, sodass Akteure explizit zu gewissen Aktivitäten zugeordnet werden müssen.

Ebenfalls als vorteilhaft kann die Darstellung von Nachrichtenflüssen angesehen werden, die mittels Pfeilen zwischen Aktivitäten in unterschiedlichen Swimlanes realisiert werden.[97]

Die Modellierung im Rahmen dieser Thesis dient dazu, das teilweise komplizierte Zusammenspiel verschiedener Akteure an verschiedenen Orten abzubilden und dabei die Kommunikationsbeziehungen und -schnittstellen deutlich herauszustellen. Dieses Ziel kann durch den Einsatz von Swimlanes in größtmöglichem Maße erreicht werden, sodass die Entscheidung für die Modellierungssprache zugunsten der BPMN getroffen wurde.

Allerdings kommt der strikten Einhaltung der Modellierungsrichtlinien im Rahmen der BPM-Notation nur sekundäre Bedeutung zu, sodass nicht der Anspruch an eine optimale und fehlerfreie BPM-Modellierung besteht. Die Diagramme sind vielmehr als pragmatische Hinführung zu den Kernthemen dieser Thesis zu betrachten. Entsprechend dieser Zielsetzung wurde der Detailgrad der Modellierung variiert, um das Augenmerk auf die als wichtig erachteten Prozessabschnitte zu legen. Teilweise wurden aus Übersichtlichkeitsgründen nicht alle beteiligten Akteure in Swimlanes dargestellt.

Manche Tasks oder Prozessteile sind mit der Beschriftung „..." versehen, um kenntlich zu machen, dass die konkreten Abläufe hier nicht bekannt bzw. im Rahmen dieser Thesis nicht relevant sind. Dies geschah häufig bei externen Partnern einer Arztpraxis, wie z.B. der zuständigen KV oder den BG.

---

[95] Kruczynski, (2008), S. 35.

[96] Vgl. Freund & Rücker, (2010), S. 45.

[97] Vgl. Freund & Rücker, (2010), S. 94 ff.

Die nachfolgend beschriebenen BPMN-Darstellungen befinden sich aufgrund ihrer Größe nicht in gedruckter Form in diesem Buch. Sie können diese aber unter dem folgenden Link kostenlos abrufen: http://www.eul-verlag.de/pdf-wz/9783844101447_Modellierungen.pdf.

2.3   Prozessmodellierungen

2.3.1 Klassischer Praxisbesuch

Dieser Prozess stellt den Ablauf eines typischen Arztbesuchs (während den Sprechzeiten) in der Praxis dar und legt dabei den Fokus auf die organisatorischen Tätigkeiten, die vor bzw. nach der Behandlung zwischen Patient und MFA ablaufen.

Nach eigener Beobachtung generieren das Einlesen der KVK und die Abrechnung der Praxis-gebühr einen nicht unerheblichen Zeitaufwand; im Schnitt von einer halben bis zu einer Minute. Besonders zu Beginn des Quartals, wenn dieser Vorgang bei nahezu jedem Patienten durchgeführt werden muss, entstehen Wartezeiten bzw. Zeitverluste.

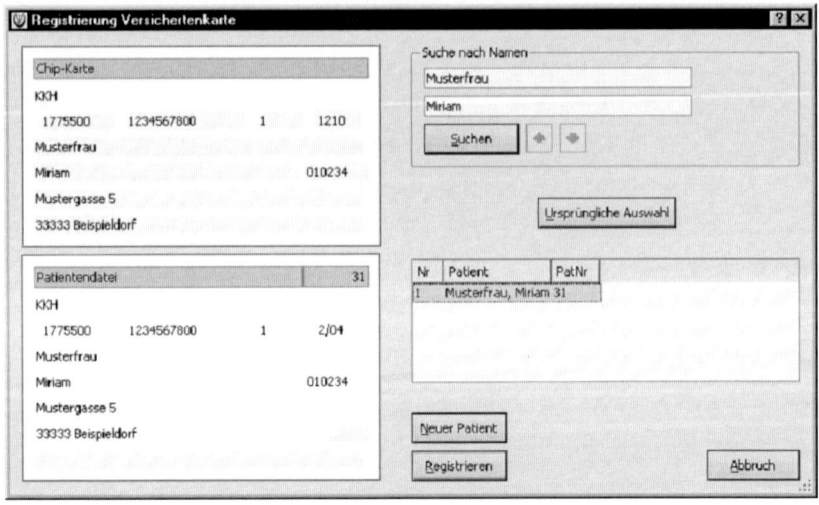

Abb. 9 - Screenshot MEDISTAR: Einlesen der KVK[98]

---

[98] Bildquelle: MEDISTAR Handbuch, S. 925.

Das Modul zum Einlesen der KVK muss in der MEDISTAR-Software aufgerufen werden; erst dann kann die KVK in das Lesegerät eingeführt und die Daten ins System übernommen werden.

Nachdem der Patient im Wartezimmer Platz genommen hat, trägt der MFA im Wartelisten-Modul der Software den Namen des Patienten ein und vermerkt damit, dass dieser nun auf Beginn seines Arztgesprächs wartet. Die Eingabe des Namens erfolgt hier manuell und kann teilweise als Doppelarbeit aufgefasst werden, wenn z.B. zuvor die Patientenakte im System aufgerufen oder die KVK eingelesen wurde.

Bei der Vereinbarung des Folgetermins zeigt die Prozessmodellierung eine Prüfung auf Vorhandensein des Terminkalenders, der bei den besuchten Praxen teilweise nicht elektronisch, sondern klassisch mit Stift und Papier geführt wird. Da zwar an mehreren Orten in der Praxis Telefonate von Patienten angenommen werden, es aber nur einen Terminkalender gibt, muss dieser teilweise zuerst geholt werden, bevor ein Termin vereinbart werden kann. Zusätzlich wird der papiergebundene Terminkalender durch häufige Terminänderungen und -verschiebungen schnell unübersichtlich. Diese Umstände führen für den Patient zu unnötigen Wartezeiten und für die MFA zu überflüssigen Laufwegen.

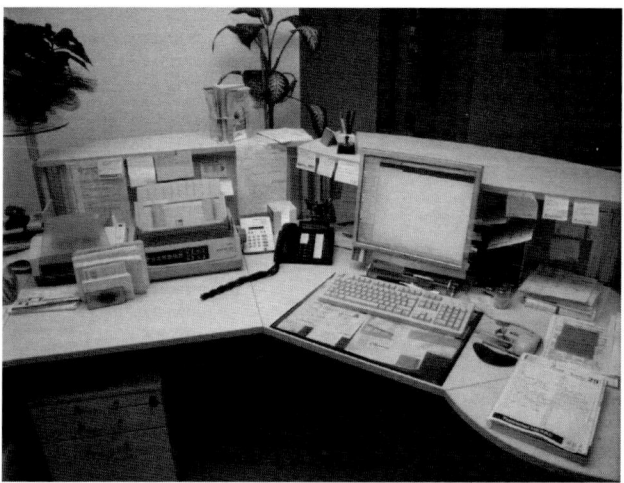

Abb. 10 - Anmeldebereich mit Terminbuch (allgemeinmed. Praxis, eigene Aufnahme)

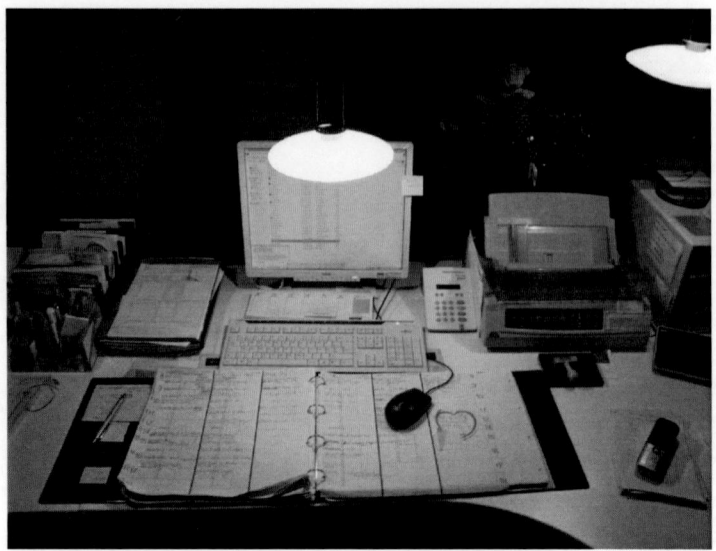

Abb. 11 - Anmeldebereich mit Terminbuch (Facharzt-Praxis, eigene Aufnahme)

Durch die Nutzung des elektronischen Terminkalenders wäre dieser an allen Arbeitsplätzen in der Praxis verfügbar. Obwohl dies eine merkliche Zeitersparnis zur Folge hätte und ein entsprechendes Terminplanungsmodul vom in der Praxis verwendeten Arztinformationssystem (AIS) vorgesehen ist, wurde dieses Modul bisher nicht genutzt.

Im MVZ kam das Terminplanungsmodul zum Einsatz und bot in erster Linie einen deutlichen Übersichtlichkeitsvorteil, zumal hier Termine von Patienten mehrerer Ärzte koordiniert werden müssen. Zusätzlich können die Patienten bei Eintreffen in der Praxis komfortabel vom Terminkalender in die elektronische Warteliste übernommen werden. Für den Arzt bietet dies den Vorteil, sich vorab auf den nächsten Patientenbesuch vorbereiten zu können.

2.3.2 Ausstellung von Rezepten

In Deutschland wurden im Jahr 2010 laut einer Erhebung des Wissenschaftlichen Instituts der GKV AOK 626 Mio. Verordnungen von Ärzten für Patienten der GKV ausgestellt.[99] Das Gesundheitsministerium hat errechnet, dass ein deutscher Hausarzt im Jahr 2009 durchschnitt-

---

[99] Vgl. Wissenschaftliches Institut der AOK (WIdO), (2011) [Online im Internet].

lich 7 704 Verordnungen ausgestellt hat.[100] Es handelt sich bei dieser Tätigkeit also um einen Standard-Prozess, der tagtäglich viele Male in einer Praxis abläuft.

Zahlreiche Verordnungen beziehen sich auf Medikamente für chronisch Kranke, die über einen längeren Zeitraum eingenommen werden müssen. So werden laut einer Veröffentlichung der Bundeszentrale für politische Bildung bei der Altersgruppe der über 45-Jährigen die meisten Verordnungen für Patienten mit kardiovaskulären oder rheumatischen Erkrankungen verschrieben.[101]

Da Ärzte über ein begrenztes Arznei- und Heilmittelbudget zur Verordnung von Medikamenten verfügen, sind sie angehalten, nur „wirtschaftliche Einzelmengen"[102], also keine überhöhten Dosen, zu verordnen. Daher müssen Patienten, die einer langzeitigen, medikamentösen Behandlung bedürfen, nach Verbrauch des verordneten Medikamentenvorrats wieder beim Arzt vorstellig werden, um eine neuerliche Verordnung abzuholen. Man spricht in diesem Zusammenhang von Folgerezepten oder Wiederholungsverordnungen.

Häufig findet bei Ausstellung dieser Folgerezepte keine erneute eingehende Untersuchung statt. Der Rezeptwunsch wird anhand der medizinischen Vorgeschichte des Patienten und seines Krankheitsbildes geprüft.

Ein großer Anteil der Patienten nutzt die Möglichkeit, Folgerezepte telefonisch vorzubestellen und das Rezept zu einem späteren Zeitpunkt in der Praxis abzuholen. Der MFA prüft den Rezeptwunsch des Patienten, indem er kontrolliert, ob dieses Medikament bereits mehrfach dem Patienten verordnet wurde. Falls dies der Fall ist, wird das Rezept ausgedruckt und dem Arzt zur Unterschrift vorgelegt. Bestätigt der Arzt mit seiner Unterschrift, dass er die Verordnung weiterhin als notwendig erachtet, kann das Rezept dem Patienten in der Praxis ausgehändigt oder zugestellt werden.

Dieser Prozessablauf vollzieht sich in dieser Form nach eigener Beobachtung in den besuchten Praxen bei einer großen Anzahl von Patienten, sodass längst nicht alle Patienten, die in der Praxis erscheinen, tatsächlich in direkten Kontakt mit dem Arzt treten.

---

[100] Vgl. Bundesministerium für Gesundheit, (2011), S. 75.

[101] Vgl. Bundeszentrale für politische Bildung. Arzneimittelversorgung. Verordnung und Verbrauch von Arzneimitteln [Online im Internet].

[102] Sozialgesetzbuch (SGB) Fünftes Buch (V), (2011), § 84 Absatz 1.

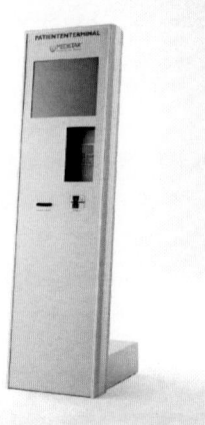

Abb. 12 - MEDISTAR Patiententerminal[103]

Aufgrund dieser Tatsache gab es bereits den Versuch einer Automatisierung des Prozesses. Die Firma MEDISTAR Praxiscomputer GmbH veröffentlichte ein Patiententerminal, an dem sich Patienten mit ihrer KVK identifizieren und anschließend das Ausstellen z.B. von Wiederholungsrezepten beantragen konnten.[104]

Nach Aussage des Vertriebspartners stieß das Projekt nach seiner Präsentation bei potenziellen Kunden auf reges Interesse. Aufgrund von Problemen im Betrieb und aufgrund der Tatsache, dass sich die Akzeptanz unter den Patienten als mäßig herausstellte, wurde der Vertrieb des Terminals eingestellt.

Bei der Automatisierung von Prozessen muss der Wunsch nach persönlichem Kontakt ebenso berücksichtigt werden, wie der oftmals konträre Wunsch nach einer zeiteffizienten Abwicklung des Vorhabens ohne entstehende Wartezeiten.

Beim modellierten Prozess fällt auf, dass der Patient regelmäßig als Bote fungieren muss, indem er das Rezept vom Arzt zur Apotheke bringt, um es dort abzugeben. Ein direkter Austausch des Rezeptes zwischen Arzt und Apotheke war bisher undenkbar, da ein gesetzliches Verbot verhindert, dass ein Arzt einer bestimmten Apotheke Kunden vermittelt.

---

[103] Bildquelle: http://www.pressebox.de/attachment/83584/MEDISTAR_Patiententerminal+0215.jpg (abgerufen am 13. Januar 2012).

[104] Vgl. MEDISTAR Praxiscomputer GmbH, (2008) [Online im Internet].

Dennoch stellt der Einsatz des Patienten als Bote eine Schwäche des Prozesses dar. Im Jahr 2010 begann die Versand-Apotheke DocMorris, sich diese Schwachstelle zunutze zu machen. Per Einverständniserklärung können Patienten ihren Arzt veranlassen, Folgerezepte direkt an DocMorris zu verschicken. Die Versand-Apotheke beliefert dann den Patienten mit dem verschriebenen Medikament.[105] Nach Erhebungen der IMS HEALTH GmbH & Co. OHG verzeichnen Versandapotheken in Deutschland stetig steigende Umsätze und erreichen bei rezeptfreien Medikamenten bereits einen Marktanteil von über 10 Prozent. Bei rezeptpflichtigen Medikamenten liegt der Marktanteil derzeit nur im einstelligen Bereich.[106]

Mit der Einführung der elektronischen Verordnung (eVerordnung), die auf der eGK gespeichert wird, versucht auch die Bundesregierung diesen Prozess effizienter zu unterstützen und zu vereinfachen. Zwar muss das Rezept noch immer vom Patienten von Arzt zu Apotheke transportiert werden, allerdings findet dies nun auf einem elektronischen Datenträger statt und vermeidet Papieraufwand. Das Zielkonzept für die TI sieht außerdem eine zentrale Speicherung der eVerordnung auf dem Verordnungsdatendienst (VODD) vor. Damit kommt dem Patienten nicht länger die Rolle eines Boten zu, da die Daten vollautomatisiert online übertragen werden und sich auf der eGK selbst keine gespeicherten Daten mehr befinden. Vielmehr wird die eVerordnung beim Arzt auf den zentralen Speicherdienst verschoben und dort vom Apotheker wieder abgerufen. Die eGK fungiert lediglich als Mittel der Zugangsberechtigung zur jeweiligen Verordnung.[107] Dadurch wird es auch möglich, eine Historie über bisher verschriebene Medikamente anzulegen, die sich positiv auf die Behandlungsqualität auswirken kann.

2.3.3 Überweisungen zum Facharzt

Beim Ausstellen von Überweisungen an einen Facharzt handelt es sich, ähnlich wie bei der Rezepterstellung, um einen alltäglichen Vorgang für den Allgemeinmediziner. Auch hier hat es sich eingebürgert, dass Patienten ihre Überweisungen im Vorhinein anfordern und sie später abholen.

---

[105] Vgl. Apotheke Adhoc, (2010) [Online im Internet].

[106] Vgl. IMS Health GmbH & Co. OHG, (2011) [Online im Internet].

[107] Vgl. gematik GmbH, (2008), S. 18 ff. [Online im Internet].

Bei Überweisungen ist zwischen konsiliarischen Überweisungen und solchen zur Mit-/Weiterbehandlung[108] zu unterschieden. Auf dem Formularvordruck 06[109] muss durch Ankreuzen des entsprechenden Feldes die Art der Überweisung festgelegt werden.

Eine konsiliarische Überweisung erfüllt den Zweck, eine Zweitmeinung über den Zustand des Patienten einzuholen und ist stets mit einer konkreten Fragestellung an den Konsiliararzt verbunden. Der beauftragende Arzt ist dazu verpflichtet, den Konsiliararzt „ausreichend zu unterrichten" und für die konsiliarische Tätigkeit notwendige Befunde zu übermitteln. Ebenfalls muss der Konsiliararzt den beauftragenden Arzt, über das „Ergebnis des Überweisungsauftrags" unterrichten, sofern dies nicht zu einer Verletzung der Schweigepflicht führt.[110] Damit stehen die Ärzte im Falle der konsiliarischen Überweisung in einer besonders klar definierten Kommunikationsbeziehung.

Bei einer Konsiliarüberweisung ist es nach Aussage der befragten Ärzte üblich, dass der Konsiliararzt die Befunde direkt an den überweisenden Arzt übermittelt, wohingegen bei Überweisungen zur Mit-/Weiterbehandlung die Befunde dem Patienten ausgehändigt werden, welcher diese dann bei seinem nächsten Praxisbesuch dem Hausarzt vorlegt.

Besondere Bedeutung gewinnen Überweisungen heutzutage durch den Versuch des Gesetzgebers eine hausarztzentrierte Versorgung zu fördern. Dazu wurde im Zuge des GMG aus dem Jahre 2004 der Paragraph 73b in das SGB V eingeführt. Durch diesen Passus werden die Krankenkassen verpflichtet, ihren Patienten Hausarztmodelle anzubieten.[111]

Dazu suchen die Krankenkassen besonders qualifizierte Allgemeinmediziner aus und bieten Patienten an, sich in Aussicht auf gewisse Vergünstigungen zu verpflichten, diesen Hausarzt bei jeglichen Beschwerden zuerst aufzusuchen und sich nur nach Ausstellen einer Überweisung durch den Hausarzt an einen Facharzt zu wenden. Bei der Teilnahme an einem HzV müssen die Ärzte bestimmte Regeln hinsichtlich der Abrechnung befolgen.[112]

---

[108] Vgl. Neuefeind, (2001), S. 12 f.

[109] Siehe Anlage J.

[110] Vgl. Neu, Petersen, & Schellmann, (2001), S. 242 f. [Wörtliches Zitat entstammt derselben Quelle].

[111] Vgl. Kassenärztliche Bundesvereinigung (KBV), (2008) [Online im Internet].

[112] Vgl. Kassenärztliche Bundesvereinigung (KBV), (2008) [Online im Internet].

Zielsetzung des Modells ist der Einsatz des Hausarztes als Lotse und Koordinator, der bei Bedarf den Patienten an entsprechende Fachärzte überweist, den Behandlungsprozess überwacht und Ergebnisse zusammenführt, sofern verschiedene Ärzte tätig werden.[113]

Aus der Sicht des Facharztes spielen Überweisungen eine gegensätzliche Rolle. Fachärzte stellen Überweisungen in deutlich geringerer Häufigkeit aus als Allgemeinmediziner. Allerdings kommt etwa die Hälfte der Patienten mit einer Überweisung vom Hausarzt in die fachärztliche Praxis. Der Überweisungsschein wird dem MFA bei der Anmeldung ausgehändigt. Dieser übernimmt dann die Daten des Scheins in eine entsprechende Maske des AIS. Zusätzlich wird der papierhafte Überweisungsschein über den Zeitraum eines Jahres gemäß den entsprechenden rechtlichen Vorschriften aufbewahrt.

Dadurch, dass viele Patienten aufgrund einer Überweisung des Hausarztes einen Facharzt aufsuchen, kann der Hausarzt als „Kundenzulieferer" für den Facharzt aufgefasst werden. Entsprechend ist es für den Facharzt wichtig, bei den Hausärzten bekannt und anerkannt zu sein.

Während der Hausarzt eine Vielzahl von Überweisungen ausstellt, „beantwortet" der Facharzt zahlreiche Überweisungen durch die Rücksendung eines Arztbriefes. Der besuchte HNO-Arzt legt aus Stilgründen Wert auf eine Rücksendung in Form eines Briefes, obwohl dies im Vergleich zu einem Fax kostenintensiver ist. Um dennoch Portokosten zu sparen, werden die Briefe gesammelt und erst am Ende der Woche versendet. Zusätzlich wird ein günstigerer Mitbewerber zur Deutschen Post mit der Zustellung der Briefe beauftragt. Etwa 20 bis 30 Kuverts mit Arztbriefen finden somit pro Woche ihren Weg zum entsprechenden Arzt.

2.3.4 Ausstellung von konsiliarischen Überweisungen zum Labor

Zur Untersuchung von z.B. Blut- oder Urinproben bestehen in der Regel Kooperationen zwischen Allgemeinmedizinern und Laboren, welche die Analyse der übersandten Proben übernehmen.

Zwischen Labor und Arztpraxis sind verschiedene Wege der Kommunikation und Grade der Integration vorstellbar. Im vorliegenden Prozess findet eine Integration insofern statt, als dass vordefinierte Verfahren und Wege des Datenaustausches definiert und genutzt werden. Den-

---

[113] Vgl. Kassenärztliche Bundesvereinigung (KBV), (2008) [Online im Internet].

noch findet der Datenaustausch nur begrenzt online und weder vollautomatisiert, also ohne manuelle Bearbeitungsschritte, noch in Echtzeit statt.

In regelmäßigen Abständen versendet das Labor Klebeetiketten mit aufgedruckten Barcodes an die Praxis. Jeweils acht Barcode-Etiketten codieren eine laufende Nummer, die später für die Zuordnung zu einem Patienten genutzt wird. Die dem Patienten entnommenen Proben werden in bereitgestellte Röhrchen gegeben und müssen anschließend zusammen mit einem „Überweisungs-/Abrechnungsschein für Laboratoriumsuntersuchungen" dem Labor übersendet werden. Um hierbei die Röhrchen eines Patienten dem entsprechenden Formular eindeutig zuordnen zu können, wird sowohl das Röhrchen als auch das Formular mit einem gleichartigen Barcode-Etikett beklebt.

Täglich zur Mittagszeit werden die gesammelten Proben mit den Überweisungsscheinen von einem Boten des Labors abgeholt. Nachdem diese untersucht worden sind, stellt das Labor die Untersuchungsergebnisse auf zwei Arten zur Verfügung: Zum einen online zur zeitnahen Abholung und zum anderen schriftlich per Postsendung. Die Praxis hat also die Möglichkeit, per DFÜ-Verbindung (Datenfernübertragung) die Ergebnisse direkt abzugreifen, bekommt aber eine ausführliche Übersicht derselben auch vom Labor per Post zugesendet.

Der Online-Datenabruf wird von der Praxis zur direkten Übernahme der Untersuchungsergebnisse in das AIS genutzt. Täglich zu Arbeitsbeginn wird dazu das Labordatenfernübertragungs-Modul des Systems gestartet, das über ein vom Labor zur Verfügung gestelltes Modem eine DFÜ-Verbindung aufbaut und die Daten abruft. Anschließend muss durch Benutzereingabe dem System mitgeteilt werden, welche Barcode-Nummer zu welcher elektronischen Patientenakte gehört. Danach erscheinen die Untersuchungsergebnisse des Labors automatisch in den medizinischen Daten der entsprechenden Patienten.

Die zusätzlich auf dem Postweg übermittelten Untersuchungsergebnisse werden in die darüber hinaus geführten Papier-Akten des jeweiligen Patienten einsortiert bzw. gegebenenfalls dem Patienten zur Ansicht ausgehändigt.

Je nachdem, ob es sich bei der Laboruntersuchung um eine sogenannte Individuelle Gesundheitsleistung (IGel) oder um eine Leistung aus dem Leistungskatalog der GKV handelt bzw. je nachdem, ob der Patient privat oder gesetzlich versichert ist, werden zum Einsenden der

Proben verschiedene Vordrucke[114] verwendet und auch die Abrechnung unterschiedlich gehandhabt.

Bei gesetzlich versicherten Patienten rechnet das Labor die Leistungen direkt mit der KV ab. Dies ist möglich, da die Kassen-Nummer sowie die Versicherten-Nummer des Patienten auf dem Vordruck, der an das Labor übermittelt wurde, aufgedruckt sind.

Bei privat versicherten Patienten stellt das Labor die Leistungen der Praxis in Rechnung. Diese begleicht die Laborrechnung und berechnet die geleistete Zahlung dem Privatpatienten auf dessen nächster Rechnung. Mitunter rechnen Labore auch direkt mit privat versicherten Patienten ab.

IGeL werden direkt zwischen dem Labor und dem Patienten verrechnet. Hierzu muss der Patient bei seinem Hausarzt einen Passus auf dem Überweisungsschein unterschreiben, um zu bestätigen, dass er die beauftragten Leistungen „privat nach der Gebührenordnung für Ärzte (GOÄ) zu bezahlen"[115] hat. Entsprechend erhält er eine Rechnung des Labors.

Bei diesem Prozess werden an vier verschiedenen Stellen Daten auf dem Postweg übermittelt:

- Von Labor zu Praxis: Barcode-Etiketten

- Von Praxis zu Labor: zu untersuchende Proben mit Überweisungs-/Auftragsscheine

- Von Labor zu Praxis: Untersuchungsergebnisse

- Von Labor zu Praxis oder zu KV oder zu Patient: Abrechnung

Zusätzlich erfolgt beim besuchten Allgemeinmediziner eine Datenübermittlung per DFÜ. Damit wurde ein erster Versuch der elektronischen Datenübertragung mit dem Ziel unternommen, den Prozess besser zu automatisieren und zu integrieren. Allerdings muss hier ein manueller Anstoß der Datenabholung erfolgen.

Trotz der festzustellenden Bemühungen um eine Integration der Prozesse seitens des Labors und der Praxis existieren vier Kommunikationsabläufe, die auf dem Postweg bzw. per Botendienst stattfinden, obwohl lediglich die Proben nicht elektronisch übertragbar sind. Um diese umständlichen, zeitaufwändigen und kostenintensiven Prozesse weiter zu vereinfachen, bieten

---

[114] Beispiele für solche Vordrucke unter Anlage E, Anlage F, Anlage G, Anlage H.

[115] Siehe Anlage I.

manche Labore automatisierte Lösungen wie das Order-Entry-Verfahren an. Kernelement dieses Verfahrens stellt die elektronische Übermittlung der Untersuchungsanfragen dar, die zeitsparend ist und mit Hinweistexten des Labors fachlich unterstützt werden kann.

Benötigte Barcodes zur Zuordnung der Proben werden hierbei vom Labor elektronisch zur Verfügung gestellt. Die Praxis verwendet keine vorgedruckten Formulare mehr, sondern druckt mittels Laserdrucker auf Blanko-Papier. Der Barcode wird hierbei einfach mit gedruckt. Außerdem werden die Untersuchungsergebnisse nicht mehr zusätzlich schriftlich per Post übertragen, da ein Ausdruck bei Bedarf in der Praxis erfolgen kann. Hierdurch müssen keine übrigen Barcode-Etiketten weggeworfen werden, die Praxis muss nicht vier verschiedenartige Formulare vorhalten und die Portokosten reduzieren sich auf Seiten des Labors erheblich.[116] Dieser Kostenvorteil kann bei Vereinbarung des Vertrages an die Praxis weitergegeben werden.

Unabhängig von der Verwendung des Order-Entry-Verfahren sollten die Patientendaten möglichst pseudonymisiert übermittelt werden; entgegen der gängigen Praxis würde hierzu die Angabe der Krankenversichertennummer genügen. Durch dieses Pseudonymisieren der Daten wird laut dem Unabhängigen Landeszentrum für Datenschutz Schleswig-Holstein den Datenschutzrichtlinien Rechnung getragen, die auch bei konsiliarischer Zusammenarbeit zwischen Ärzten die Einhaltung der Schweigepflicht vorschreiben und eine Einwilligung des Patienten zur Weitergabe von medizinischen Daten erfordern.[117]

Bei einem Facharzt ist die Menge der Laboruntersuchungen in der Regel stärker begrenzt als beim Allgemeinmediziner. Daher verwundert es wenig, dass der Prozess mit dem Labor dort weniger stark integriert ist.

Trotz der Facharzttätigkeit des besuchten HNO-Arztes bestehen - zumindest in den Wintermonaten, wenn die Patienten vermehrt mit Erkältungsbeschwerden die Praxis aufsuchen - fast täglich Anfragen an Labore zur Untersuchung von Proben der Patienten. Auch hier werden selbige von einem Boten abgeholt. Die Röhrchen mit den Proben werden nicht mit Barcodes etikettiert, sondern direkt mit dem Namen des Patienten manuell beschriftet. Über den Patientennamen kann die Zuordnung zu den entsprechenden Überweisungsformularen erfolgen. Die

---

[116] Vgl. Hallbach, (2006).

[117] Vgl. Unabhängiges Landeszentrum für Datenschutz Schleswig-Holstein. Was muss der Arzt aus Datenschutzsicht bei der Labor-Beauftragung beachten? [Online im Internet].

Rückantwort vom Labor erreicht den Arzt per Post, in dringenden Fällen vorab auch schon per Fax. Obwohl die PCs in der Praxis über einen Internetzugang erfolgen, gibt es keine Form der elektronischen Übermittlung der Daten, da dies nach Aussage des Arztes von seinem Allergologielabor nicht unterstützt wird.

2.3.5 Ausstellung einer Arbeitsunfähigkeits-Bescheinigung

Paragraph 5 des Entgeltfortzahlungsgesetzes (EntgFG) regelt die Anzeige und Nachweispflichten eines Arbeitnehmers im Krankheitsfall und fordert eine „ärztliche Bescheinigung über das Bestehen der Arbeitsunfähigkeit (AU) sowie deren voraussichtliche Dauer" dem Arbeitgeber ab dem dritten Tag seiner AU vorzulegen.[118]

Der Beginn des Vorgangs ähnelt der Ausstellung eines Rezepts oder einer Überweisung: In der Regel entscheidet der Arzt nach eingehender Untersuchung, ob eine AU bei dem vorstelligen Patienten vorliegt und druckt gegebenenfalls eine entsprechende Bescheinigung aus bzw. beauftragt damit seinen MFA. In seltenen Fällen druckt der MFA bereits im Vorhinein der Behandlung die Bescheinigung, falls es sich um eine Wiederholungsbescheinigung, also hier um eine Verlängerung einer bereits bestehenden Arbeitsunfähigkeit, handelt. In allen Fällen muss der Arzt die Bescheinigung mit seiner Unterschrift bestätigen.

Die AU-Bescheinigung[119] wird im Originalformular mit zweifachem Durchschlag gedruckt. Dabei ist das Original zur Vorlage bei der KK bestimmt, wohingegen der erste Durchschlag, der um die Angabe der Diagnose verkürzt ist, an den Arbeitgeber entsprechend der zuvor zitierten Bestimmungen aus dem Entgeltfortzahlungsgesetz auszuhändigen ist. Der zweite Durchschlag, der wiederum die Diagnose enthält, verbleibt in der ausstellenden Arztpraxis.

Bei der Art und Weise, auf welche die Exemplare der AU-Bescheinigung zu den jeweiligen vorgesehenen Empfängern gelangen, unterscheidet sich der Prozessablauf. Die „Ausfertigung zur Vorlage beim Arbeitgeber" wird dem Patienten ausgehändigt, welcher sich dann um die rechtzeitige Vorlage bei seinem Arbeitgeber selbstständig kümmert. Die „Ausfertigung zur Vorlage bei der Krankenkasse" wird entweder ebenfalls dem Patienten ausgehändigt oder vom Arzt direkt an die Krankenkasse verschickt. Nach eigener Beobachtung verfügt die KK

---

[118] Vgl. Gesetz über die Zahlung des Arbeitsentgelts an Feiertagen und im Krankheitsfall. [Wörtliches Zitat entstammt derselben Quelle].

[119] Siehe Anlage D.

AOK bei einigen Allgemeinmedizinern über eine Vereinbarung, die vorsieht, dass die Ausfertigung direkt übermittelt wird. Dadurch entsteht für den Patienten weniger Arbeit und die Kosten für den Arzt werden reduziert (kein Porto notwendig).

Grundsätzlich verfügt dieser Prozess zwar über eine Vielzahl von Akteuren, aber dennoch über eine relativ geringe Anzahl von Kommunikationsschnittstellen. Auch hier kann festgehalten werden, dass dem Patienten eine Botenfunktion zukommt, indem er die Exemplare der AU-Bescheinigung an gegebenenfalls verschiedene, weitere Akteure übermittelt.

2.3.6 Hausbesuch

Im Gegensatz zum niedergelassenen Facharzt, der in der Regel nur sehr wenige Hausbesuche durchführt, besucht der Allgemeinmediziner einige seiner Patienten auch zu Hause.

Bei der Behandlung an einem Ort außerhalb der Praxis stehen dem Arzt nicht die gleichen Hilfsmittel für die Behandlung zur Verfügung als in seinen Räumlichkeiten. Eine elektronisch geführte Patientenakte kann zwar nicht wie eine papiergeführte Aktie real in die Hand genommen werden, dennoch stellt ihr Transport an jeden beliebigen Ort, z.B. zum Zuhause des Patienten, im Zeitalter von tragbaren Computern und v.a. von Tablet-PCs kein Problem und keinen großen Aufwand dar.

Der im Rahmen dieser Thesis besuchte Allgemeinmediziner lässt die für die anstehenden Hausbesuche benötigten Patientenakten vom MFA richten. Um diese zu Hausbesuchen mitnehmen zu können, werden die Patientendaten nicht ausschließlich elektronisch abgespeichert, sondern auch in die Patientenakte, gemeinsam mit zugehörigen Arztbriefen und sonstigen Dokumenten des Patienten, übernommen.

Zusätzlich zu den Patientenakten führt der Arzt ein mobiles KVK-Lesegerät mit. Auch bei einem Hausbesuch muss die KVK zu Beginn des Quartals eingelesen und – sofern der Patient nicht gebührenbefreit ist – die Praxisgebühr entrichtet werden. Da beim Hausbesuch kein MFA anwesend ist, muss diese organisatorische Tätigkeit vom Arzt selbst durchgeführt werden.

Nach Rückkehr in die Praxis gibt der Arzt die Patientenakte und das mobile KVK-Lesegerät an den MFA zurück. Das Lesegerät kann in eine mit dem Praxis-PC verbundene Lesestation eingesteckt werden, die nun die Daten der mobil eingelesenen KVK in das System auf dem PC überträgt.

Wurden während dem Hausbesuch Rezepte verordnet, dann ergänzt der Arzt nach Rückkehr in die Praxis dies im installierten AIS. Bei einer Vielzahl von Verordnungen während der Hausbesuche notiert der Arzt sich diese zusätzlich auf Papier, um sich alles richtig merken zu können. Somit werden hier Daten redundant, und zwar zuerst handschriftlich und anschließend elektronisch, erfasst.

Der Hausbesuchs-Prozess zeigt in erster Linie auf, dass auch die Anforderung hinsichtlich der mobilen Verwendung der Praxissysteme besteht. Beim betrachteten MVZ indes zeigte sich das ungenutzte Potenzial durch fehlende IT-Unterstützung beim Hausbesuchsprozess deutlich: Zwei Ärzte des MVZ betreuen gemeinsam allein 80 Patienten in einem nahe gelegenen Pflegeheim. Da kein schlüssiges Konzept existiert, nehmen die Ärzte einzelne Unterlagen mit zu den Patienten und müssen mehrmals während eines Besuchs die MFA in der Praxis anrufen, um sich weitere relevante Daten sagen zu lassen. Die Internet-Anbindung des Heims darf aufgrund datenschutzrechtlicher Bedenken derzeit von den Ärzten nicht mit genutzt werden. Zusätzlich wird berichtet, dass der Internetzugang über Mobilfunknetze nur unzureichend stabil ist, da die Bauart des Pflegeheimes eine zu starke Abschirmung der vom Mobilfunk benutzten Trägerwellen vornimmt.

2.3.7 Abrechnung

Durch entsprechende Maßnahmen des Gesetzgebers und durch die Entwicklung der vergangenen Jahre hat sich das Gesundheitswesen zu einem Markt mit verstärktem Kosten- und Effizienzdruck entwickelt.[120] Wirtschaftlichkeitsaspekte stehen somit auch für Arztpraxen mehr und mehr im Vordergrund.

Arztpraxen erhalten für Diagnosen und geleistete Prozeduren sowie Operationen finanzielle Mittel von den KV, von den Patienten, sofern diese privat versichert sind, oder von BG, sofern Patienten mit Berufsunfällen oder -krankheiten behandelt wurden. Gerade durch die Abrechnung mit verschiedenen Kostenträgern entsteht ein hoher organisatorischer Aufwand auf Seiten der Arztpraxis, der durch IT-Systeme unterstützt und minimiert werden kann. Neben

---

[120] Vgl. Claßen, (2009), S. 129.

der Problematik der Zusammenstellung und Prüfung von Abrechnungsdaten steht die Übermittlung der Daten zu dem entsprechenden Kostenträger im Mittelpunkt.

Kurz vor Ablauf eines Quartals sendet die zuständige KV dem ansässigen Arzt eine Sammelerklärung zu, mit deren Unterschrift der Arzt die korrekte Abrechnung seiner Leistungen bestätigt.[121] Diese Erklärung ist, gemeinsam mit den Abrechnungsdaten, unterschrieben der KV
wieder zurücksenden.

Zur Abrechnung mit der KV können über ein Modul des AIS weitgehend automatisiert die
Abrechnungsdaten, bestehend aus Leistungsziffern nach Einheitlichem Bewertungsmaßstab
(EBM), Stammdaten des Patienten und relevanten Diagnosen in Form von ICD10-Codes,[122]
zusammengestellt werden. ICD steht dabei für "International Classification of Diseases and
Related Health Problems" und dient der international einheitlichen Codierung von Diagnosen
und Krankheiten. Der behandelnde Arzt ist dabei an den aktuellen Katalog der ICD-
Diagnoseschlüssel gebunden.[123] Beim Einheitlichen Bewertungsmaßstab (EBM) handelt es
sich um ein deutschlandweites Vergütungssystem, nach dem vertragsärztliche, ambulante
Leistungen mit der GKV abgerechnet werden.

Eine Konsistenzprüfung des Programms bringt Fehler in den Eintragungen zutage, die von
Arzt oder MFA direkt berichtigt werden können. Nachdem die System-interne Prüfung keine
Fehler mehr findet, prüft ein auf dem PC des Arztes installiertes Modul der KV die formale
Richtigkeit der Daten. Wenn auch hier keine Fehler gefunden werden, können die Daten ex-
portiert werden.

Die exportierten Daten müssen nun an die zuständige KV übermittelt werden. In der Vergangenheit konnte dies durch Zusendung einer 3,5"-Diskette erfolgen, auf der die Daten gespeichert wurden. Im besuchten MVZ verfügte lediglich der Server-Rechner über ein entsprechendes Diskettenlaufwerk, sodass die Abrechnung hier im unbequemen Technikraum durchgeführt werden musste. Da beispielsweise die KV Nordrhein nach eigener Aussage aus Mangel an erhältlichen Ersatzteilen nur noch über wenige funktionsfähige Diskettenloader verfügt,

---

[121] Siehe Anlage K.

[122] Vgl. Thun, (2009), S. 141 ff.

[123] Vgl. Claßen, (2009), S. 123 f.

wird ab 2012 nur noch die Übermittlung auf moderneren Datenträgern wie CD, DVD oder Blu-Ray Disc sowie mittels Online-Übertragung möglich sein.[124] Laut einem Beschluss der Vertreterversammlung der KBV ist seit dem 1.Quartal 2011 die Online-Abrechnung verpflichtend eingeführt.[125] Da viele Arztpraxen nicht über die notwendige Internetanbindung in ihren Praxisräumen verfügen, werden die Daten nach eigener Beobachtung teilweise mittels CD auf einen privaten PC übertragen und von dort online übermittelt oder per Ausnahmeregelung weiter auf einem Datenträger per Post an die KV verschickt.

Es ist hier festzuhalten, dass trotz der genannten Vorgabe der KBV nach einer vollständig elektronischen Abrechnung mit Datenübermittlung via Internet, die Sammelerklärung per Post verschickt werden muss, da außer im Bereich der KV Nordrhein die Möglichkeit zur digitalen Signatur, etwa unter Benutzung des HBA, technisch noch nicht gegeben ist.[126]

In aller Regel kommt es nach der Abrechnung zu Rückfragen der KV, die per Post beim Arzt eingehen, dort direkt bearbeitet und per Fax beantwortet werden. Auch hier wird ein zeitaufwändiger, konventioneller Weg der Kommunikation seitens der KV gewählt. Nachdem auch diese Rückfragen geklärt sind, erfolgt nach circa zwei Monaten die Zahlung der KV an die Arztpraxis. Bereits vor dem Abrechnungsvorgang erhalten die Arztpraxen einen quartalsmäßigen Abschlag in Höhe von 75 Prozent des durchschnittlichen Abrechnungsvolumens.

Bei der Abrechnung von Patienten, die sich in DMP-Programmen befinden, muss ein spezielles Abrechnungsmodul des AIS verwendet werden. Monatlich versendet die Praxis einen tragbaren Datenträger (CD oder Diskette) mit den exportierten Abrechnungsdaten zur KV. Zusätzlich müssen Befunddaten in regelmäßigen Abständen an spezielle Datenstellen der unterschiedlichen KK übermittelt werden.

Für die Abrechnung mit Privatpatienten erstellt die Praxis in der Regel eine Rechnung mit Leistungsübersicht und entsprechenden Kosten nach der GOÄ und übersendet diese in gewissen Abständen an den Patienten. Der Patient begleicht diese Rechnung und reicht sie gegebenenfalls zur Erstattung bei seiner Privatversicherung bzw. der Beihilfestelle bei Beamten ein.

---

[124] Vgl. Kassenärztliche Vereinigung Nordrhein, (2011).

[125] Vgl. Kassenärztliche Bundesvereinigung (KBV), (2010) [Online im Internet].

[126] Vgl. Kassenärztliche Bundesvereinigung (KBV), (2010) [Online im Internet].

Die Abrechnung mit einem Privatpatienten stellt ein erhöhtes betriebswirtschaftliches Risiko dar, weil es zu Zahlungsverzögerungen und –ausfällen kommen kann. Dadurch entgehen den Ärzten Zinseinnahmen aufgrund des späteren Geldzuflusses. Außerdem entstehen Kosten für das Mahnwesen.

Nach den Aussagen der befragten Ärzte beträgt die Dauer der Rechnungsbegleichung durch Privatpatienten durchschnittlich drei bis vier Wochen. Etwa 10 Prozent der Patienten müssen angemahnt werden; auch zu kompletten Ausfällen der Zahlungen kommt es gelegentlich. Hinzu kommt, dass die Arztrechnungen in der beobachteten allgemeinmedizinischen Praxis nur etwa zwei Mal pro Jahr erstellt und verschickt werden, sodass sich hierdurch bereits eine immanente Zahlungsverzögerung ergibt.

Das Mahnwesen erfolgt nicht standardisiert. Die Rechnungen werden manuell in zwei Ordner „bezahlt" und „offen" abgelegt. Wird der Eingang einer Zahlung eines Privatpatienten auf dem Kontoauszug registriert, dann wird die entsprechende Rechnung in den Ordner „bezahlt" umsortiert. Befinden sich nach einiger Zeit noch alte Rechnungen im Ordner „offen", so werden Mahnschreiben verfasst.

Der besuchte HNO-Arzt hat einen Privatpatientenanteil von etwas über 10 Prozent und entgeht dem organisatorischen Aufwand der Rechnungserstellung und dem Mahnwesen, indem er Rechnungsstellung, -versand und Inkasso-Prozesse von einer Privatärztlichen Verrechnungsstelle (PVS) übernehmen lässt, die sich genau auf diese Tätigkeiten spezialisiert hat.

Sämtliche Privatpatienten des HNO-Arztes unterzeichnen eine Einverständniserklärung[127] für die Abrechnung über eine bestimmte PVS. Die Praxis muss nur noch die Abrechnungsdaten für die PVS erstellen und an diese übermitteln. Die Datenzusammenstellung kann ebenso wie die Rechnungserstellung automatisiert über ein eigenes AIS-Modul erfolgen; die Übermittlung der Daten geschieht durch Austausch eines Datenträgers. Anschließend stellt die PVS die Behandlungskosten den Patienten in Rechnung und übernimmt auch das Inkasso der Rechnungsbeträge. Für die erbrachten Leistungen erhält die beauftragte PVS in der Regel einen vereinbarten Prozentsatz des Rechnungsbetrages als Honorarzahlung. In Abhängigkeit von

---

[127] Siehe Anlage I.

Faktoren wie beispielsweise Umsatzhöhe und Art der Datenübertragung liegt dieser Prozentsatz in Höhe von etwa 1 Prozent.[128]

Abrechnungen mit den BG finden aufgrund der geringen Anzahl von Patienten mit Berufsunfällen beim besuchten HNO-Arzt nur sehr selten statt (wenige Fälle pro Jahr). Die Behandlungen werden auf dem Formular „Amtliche Unfallmeldung" abgerechnet und an die BG übersendet.

Im besuchten MVZ müssen neben den Abrechnungen für gesetzlich Versicherte mit der KV zusätzlich die DMP-Patienten, Patienten aus HzV-Programmen mit den KK und die Privatpatienten über die PVS abgerechnet werden. Die Datenübertragung erfolgte dabei auf verschiedenen Wegen (im Falle der KV-Abrechnung bisher stets unter Einsatz von 3,5"-Disketten) und generierte einen hohen Zeitbedarf aufgrund der vielen unterschiedlichen Empfänger.

2.4 Fazit

Aus den modellierten Prozessen können einige entscheidende Aussagen über den derzeitigen Zustand der Prozesse in Arztpraxen abgeleitet werden:

- In allen Prozessen sind mindestens drei Akteure beteiligt, die in der Regel verschiedene Institutionen verkörpern und sich an verschiedenen Orten befinden.

- In allen Prozessen werden Nachrichten an mehreren Stellen zwischen den beteiligten Akteuren ausgetauscht.

- Der MFA übernimmt zumeist den organisatorischen Kontakt mit dem Patienten und den Austausch von Nachrichten und Dokumenten. Dies führt zu einer Entlastung des Arztes. Da allerdings sämtliche Formulare vom Arzt vor Aushändigung gegengezeichnet werden müssen, wird der Prozessablauf hier stets unterbrochen, bis der Arzt Gelegenheit zum Unterschreiben des vorgelegten Formulars hatte. Der Vorgang des Unterschreibens zeigt sich als „Flaschenhals" bei einigen Prozessen.

- Der Nachrichtenaustausch erfolgt nicht durch standardisierte Verfahren, sondern auf unterschiedlichen, konventionellen Wegen wie dem Postweg, per Fax oder durch Botendienste des Patienten. Nur in seltenen Fällen findet ein Austausch auf elektroni-

---

[128] Vgl. PVS / Südwest. Ärztliche Gemeinschaftseinrichtung. Das PVS/ Starterpaket [Online im Internet].

schem Wege bzw. online statt. Vielmehr werden zur Übertragung digitaler Daten oftmals altmodische Datenträger wie 3,5"-Disketten eingesetzt.

- In einigen Fällen findet eine Transformation von schriftlichen Daten in elektronisch erfasste Daten (und selten auch umgekehrt) statt. Bei diesen Medienbrüchen entsteht nicht nur ein unnötiger Aufwand durch die Umwandlung der Daten, sondern es wird zusätzlich eine Fehlerquelle generiert, da gegebenenfalls beim Abtippen leicht Tippfehler entstehen können.[129]

- Der Hausbesuchs-Prozess zeigt, dass IT-Systeme auch mobil verfügbar sein sollten, falls an praxisfernen Orten auf Patientendaten zugegriffen werden muss.

- Teilweise existieren Hybrid-Systeme, bei denen Daten sowohl digital als auch analog vorliegen. Zusätzlich werden einige Nachrichten konventionell per Botendienst mit entsprechendem Zeitverzug und andere Informationen online, quasi in Echtzeit, übermittelt. Bei solchen Systemen besteht die Gefahr, dass erhöhte Ausgaben anfallen, da beide parallel benutzte Verfahren Kosten verursachen.

- Grundsätzlich hat sich gezeigt, dass MFA auf Basis ihrer Ausbildung nicht für die Nutzung von AIS und sonstigen technischen Systemen qualifiziert sind. Oftmals werden die Potenziale der Software nicht ausgeschöpft. Anwendungsfehler führen zu Zeitverlusten. Dennoch werden entsprechende Schulungsangebote nur in geringem Maße wahrgenommen.

Aus diesen Konsequenzen lassen sich einige Anforderungen an ein unterstützendes IT-System ableiten, die nachfolgend erläutert werden.

---

[129] Vgl. Kap. 3.2.

3   Anforderungen an ein IT-Konzept

Aus den vorangegangen Prozessbeschreibungen, die ein Abbild der derzeit gängigen Praxis darstellen, werden nun Schwachstellen aufgegriffen, um daraus allgemeine Anforderungen an ein zukunftssicheres IT-Konzept für Arztpraxen und MVZ abzuleiten. Hierbei wird auf konkrete Aspekte der beschriebenen Prozesse eingegangen, ergänzt um Statistiken und Presseberichte. Damit soll die Vorarbeit für die Formulierung eines allgemeingültigen IT-Konzepts geleistet werden, um die Brücke von exemplarischer Realitätsaufnahme zu einem umfassenden Konzept zu schlagen.

3.1   Papierlose Praxisführung

Unter einer papierlosen Praxis versteht man eine solche Praxis, in der keine Informationen auf Papier aufbewahrt und ausgetauscht werden. Typischerweise liegen nach eigener Beobachtung heutzutage nicht nur Rezepte, sondern v.a. auch Arztbriefe, Faxe und Befunde sowie teilweise die Patientenakten mit den medizinischen Daten in Papierform vor.

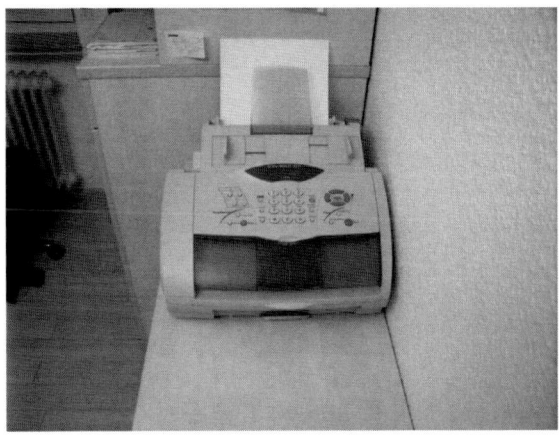

Abb. 13 - Nicht integriertes Faxgerät (allgemeinmed. Praxis, eigene Aufnahme)

Im deutschen Gesundheitswesen werden pro Jahr circa 1 Mrd. Papierdokumente kommuniziert.[130] Bereits bei einer moderaten Zahl von Patienten können solche Dokumente in einer

---

[130] Vgl. Haas, eHealth verändert das Gesundheitswesen, (2006), S. 10.

Hausarztpraxis mehrere Schränke füllen. Das Heraussuchen einer bestimmten Patientenakte aus einem Schrank mit Hunderten solcher Akten beansprucht um Größenordnungen mehr Zeit als das Eingeben eines Patientennamens am PC. Je größer der Patientenstamm der Arztpraxis wird, desto länger dauert das Auffinden und Einsortieren der Akte eines bestimmten Patienten in den Aktenschrank. Die Suche nach einer elektronischen Akte im Computer erfolgt durch Eingabe des Patientennamens – oder sogar nur Bruchstücken davon – binnen weniger Augenblicke, weitestgehend unabhängig von der Anzahl der Patienten. Bei der Leistungsfähigkeit der heutigen Rechnersysteme kann davon ausgegangen werden, dass eine derartige Suche selbst in großen Patientenbeständen mit mehreren tausend Einträgen kaum zu merklichen Antwortzeiten führt.

Ein weiteres Argument für eine papierlose Praxis stellen die anfallenden Kosten dar. Für eine papiergebunden geführte Praxis können folgende Kosten veranschlagt werden:

- Raumkosten durch den Platzbedarf der Dokumente

- Kosten für Druckerwartung und Verbrauchsmaterial (z.B. Papier)

- Kosten für Briefkuverts und Portokosten beim Versand von Dokumenten

- Erhöhte Personalkosten durch die umständliche Handhabung

Nachdem eine entsprechende IT-Infrastruktur gegeben und die papierlose Praxis eingerichtet ist, können diese Kosten weitestgehend vermieden werden. Der Online-Versand von Dokumenten über das Internet erfolgt kostenlos und verbraucht keine Ressourcen, die wiederbeschafft werden müssten.

Zwar scheint diese Zielvorstellung einer komplett papierlosen Praxis momentan noch kaum erreichbar, da im Umfeld einer optimierten Praxis andere Akteure bis dato papiergebunden kommunizieren, jedoch ist der Trend klar erkennbar und wird sich selbst verstärken, sobald sich mehr Kommunikationspartner auf einen papierlosen Informationsaustausch einstellen.

Die KV haben die Wirtschaftlichkeitsvorteile einer papierlosen Kommunikation erkannt[131] und im Zusammenhang mit der Abrechnung bereits Fakten geschaffen: Seit 2011 müssen die Abrechnungsdaten online oder per Datenträger übermittelt werden.[132]

---

[131] Vgl. Bärwolff, Victor, & Hüsken, (2006), S. 165.

[132] Vgl. Kassenärztliche Bundesvereinigung (KBV), (2010) [Online im Internet].

Laut der Untersuchung einer Forschungsgruppe im Berner Inselspital entsteht bei der papiergebundenen medizinischen Dokumentation ein wesentliches Problem: Oftmals werden Informationen nicht ausgedruckt, sondern handschriftlich festgehalten. Hierbei kommt es nicht nur häufig zu Dokumentationsfehlern, sondern es zeigt sich auch, dass die Handschrift grundsätzlich schlecht bis kaum leserlich ist.[133] Die Befragung eines Schriftpsychologen durch das Schweizer Fernsehen führte gar zum Ergebnis, dass die Ärzte durch die schlecht lesbare Handschrift Überheblichkeit gegenüber dem Patienten an den Tag legen.[134]

Neben der Unleserlichkeit der Schrift nennt ein Bericht des Ärzteblattes falsche Medikamente und Dosierungen, unvollständig ausgefüllte Formulare und übersehene Wechselwirkungen als weitere Probleme bei der Rezeptausstellung. 0,4 Prozent der in deutschen Apotheken eingelösten Rezepte sind falsch ausgestellt. Zwar handelt es sich hierbei um einen geringen Prozentsatz, dennoch bedeutet dies absolut gesehen eine Anzahl von 7 000 Rezepten pro Tag, die falsche Angaben erhalten.[135] Eine US-amerikanische Studie benannte im Jahr 2000 die Zahl der Menschen, die jährlich in Krankenhäusern durch fehlerhafte Medikation verstarben, auf circa 7 000. Für Deutschland wurde 2003 ein Wert zwischen 5 000 und 25 000 Menschen geschätzt. Durch den Einsatz von IT-unterstützten Verabreichungssystemen, die auf Wechselwirkungen und Kontraindikation prüfen, konnte in einer ausgewählten Klinik, die Zahl der Todesfälle um etwa drei Viertel reduziert werden.[136]

Zwar wurden diese Erhebungen und Abschätzungen im klinischen Bereich angefertigt, können aber in ihrer grundsätzlichen Problematik auch auf den ambulanten Sektor übertragen werden.

Auch hier hat der Gesetzgeber in Deutschland ein Verbesserungspotenzial erkannt: Mit der Möglichkeit, Verordnungsformulare (mit Nadeldruckern) zu bedrucken, und seit 2003[137] mit dem Verfahren der Blankoformularbedruckung (BFB) wurden Methoden bereitgestellt, handschriftlich ausgefüllte Verordnungen zu vermeiden.[138] Mit letztgenanntem Verfahren kann zusätzlich der Bedarf an zu bevorratenden Formularen minimiert werden.

---

[133] Vgl. Hartel, et al., (2011).

[134] Vgl. Ruch, (2011) [Online im Internet].

[135] Vgl. Korzilius, (2006).

[136] Vgl. Reinhardt, (2008), S. 82 f.

[137] Vgl. Kassenärztliche Bundesvereinigung (KBV), (2009) [Online im Internet].

[138] Vgl. Vereinbarung über Vordrucke für die vertragsärztliche Versorgung, (2011).

Im Rahmen der TI wurde die Anwendung eRezept ausgearbeitet, die papiergebundene Verordnungen vollständig substituieren soll. Da außerdem die Speicherung sämtlicher, einem Patienten verordneter Rezepte vorgesehen ist, kann auch eine effizientere, automatisierte Prüfung auf Wechselwirkungen sichergestellt und damit die Qualität der Verordnungen gesteigert werden.[139]

Am Beispiel des Terminkalenders in der besuchten Hausarzt-Praxis zeigt sich ein weiterer Nachteil von papiergebundener Datenerfassung. Zur gleichen Zeit kann nur an einem Ort auf die Informationen aus dem Kalender zugegriffen werden, obwohl dies bei einem einzelnen Terminbuch und mehreren Orten, an denen Patienten ihre Termine mit einem MFA vereinbaren wollen, unbedingt notwendig wäre. Da oftmals Terminänderungswünsche der Patienten auftreten, bietet sich eine elektronische Terminplanung an, weil nur hier häufige Änderungen möglich sind, ohne ein unübersichtliches Schriftbild zu erzeugen. Auch im Zusammenhang mit der integrierten Versorgung kommt der Ubiquität der Daten zunehmende Wichtigkeit zu.

Bei Betrachtung der Prozesse fiel u.a. auf, dass dem Unterschrifts-Vorgang durch den Arzt eine zentrale Rolle zukommt und dieser oftmals einen Flaschenhals im Ablauf darstellte. Das Pendant zur konventionellen, handschriftlichen Unterzeichnung bildet seit der Einführung des Gesetzes über die Rahmenbedingungen für elektronische Signaturen (SigG) die qualifizierte elektronische Signatur gemäß Paragraph 2 SigG. Hiermit wurde die Möglichkeit geschaffen, Dokumente rechtsverbindlich zu unterzeichnen, ohne diese ausdrucken und handschriftlich mit einer Unterschrift versehen zu müssen.[140]

Im Rahmen der TI stellt der HBA die Möglichkeit einer QES von Dokumenten durch den Leistungserbringer zur Verfügung,[141] sodass auch hier die Notwendigkeit von papiergebundenen Dokumenten nicht mehr gegeben ist. Zwar gibt es zum derzeitigen Umsetzungsstand der TI noch keine Möglichkeit zur digitalen Signatur[142], allerdings ist dies in sämtlichen Spezifikationen vorgesehen.

Eine zukunftssichere Praxis sollte also auf Papierlosigkeit setzen, da bereits in der aktuellen Situation Effizienz- und Kostenvorteile erzielt werden können und sowohl die Kommunikati-

---

[139] Vgl. Kap. 1.3.

[140] Vgl. Gesetz über Rahmenbedingungen für elektronische Signaturen (Signaturgesetz - SigG), (2001).

[141] Vgl. Sozialgesetzbuch (SGB) Fünftes Buch (V), (2011), § 291a Absatz 5.

[142] Vgl. Kap. 1.3.4.

onspartner im Umfeld der Arztpraxis als auch der Gesetzgeber den Einsatz papierloser Dokumente fördern und entsprechende Hemmnisse abbauen.

3.2   Medienbruchfreie Prozessgestaltung

Unter einem Medienbruch versteht man eine Änderung des Übertragungsmediums während der Übermittlung von Informationen, die mit der Gefahr der „Informationsverfälschung" und einer „Verlangsamung" des Übertragungsprozesses einhergeht.[143]

Beispielsweise handelt es sich also um einen Medienbruch, wenn das digital im AIS erfasste Rezept durch den Druck auf das Medium Papier übertragen wird. Ein anderes drastisches Beispiel zeigt der Abrechnungsprozess, bei dem der Arzt die Abrechnungsdaten auf einer CD speichert, um diese an einem anderen PC (mit Internetzugang) erneut einzulesen und online zu übertragen. Zwar sind die Informationen auf der CD in der gleichen Weise digital gespeichert wie auf einem PC, dennoch wechselt das Medium von der Festplatte des PC zu der CD.

In den im Kapitel 2 beschriebenen Prozessen lassen sich eine Vielzahl von Beispielen für Medienbrüche finden. Mit besonders hohem Aufwand verbunden ist beispielsweise das Scannen von eingegangenen Arztbriefen oder das parallele Pflegen bzw. Archivieren einer papiergebundenen und einer elektronischen Patientenakte. Werden Patientendaten sowohl in elektronischer Form als auch in Form einer Papierakte geführt, so kann man hier von einem Hybridsystem sprechen. Solche Systeme sind aus Kostengründen grundsätzlich zu vermeiden, da oftmals Fixkosten für zwei eigentlich alternative, aber gleichzeitig betriebene Systeme anfallen. Beim genannten Beispiel entstehen zum einen die Kosten für den Stauraum und den Betrieb der Drucker, zum anderen für die Anschaffungskosten entsprechender IT-Infrastruktur, um eine elektronische Patientenakte realisieren zu können.

Eine Untersuchung im Münchener Klinikum rechts der Isar wies dort innerhalb der Krankenhausabteilungen eine große Zahl von Medienbrüchen aus, die Inkonsistenzen in den erfassten Daten verursachten und zu fehlerträchtiger Übertragung auf das Zielmedium sowie zu Effizienzverlusten durch den Aufwand des vermeidbaren Transfers zwischen verschiedenen Medien führten.[144]

---

[143] Vgl. Gabler Verlag (Hrsg). Gabler Wirtschaftslexikon. Stichwort: Medienbruch [Online im Internet]. [Wörtliches Zitat entstammt derselben Quelle].

[144] Vgl. Schweiger, et al., (2006), S. 89.

Diese Negativaspekte können auf die Medienbrüche in den beobachteten Prozessen übertragen werden: Beim Führen einer Papierakte neben der digitalen Erfassung der Patientendaten im PC kann es leicht zu inkonsistenten Datenbeständen kommen, wenn nicht bei jeder Neueintragung oder –veränderung diese sowohl an den Daten auf Papier als auch im PC gleichermaßen durchgeführt wird. Gerade da die Informationen auf dem Papier keinem festgelegten Format folgen, sondern meist in Form von Freitext aufgeschrieben werden, besteht eine hohe Wahrscheinlichkeit, dass hier Informationen nicht eindeutig und korrekt abgespeichert werden. Eine nachträgliche Zusammenführung der inkonsistenten Daten stellt einen großen Aufwand dar und kann zu einer dauerhaften Verfälschung führen, wenn nicht bekannt ist, welche Datenquelle als verbindlich angesehen werden kann.

Fehler bei der Datenübertragung können besonders häufig auftreten, wenn Informationen von einem analogen in ein digitales Medium überführt werden. Dies geschieht beispielsweise beim Facharzt, wenn ein Patient mit Überweisung die Praxis besucht und die Daten des Überweisungsscheins in das AIS übernommen werden müssen. Durch Unaufmerksamkeit besteht die Gefahr von Tippfehlern, die zu einer dauerhaften und evtl. schwer zu korrigierenden Datenverfälschung führen.

Am Beispiel des Abrechnungsprozesses zeigen sich die Mehraufwände der Datenübertragung von Medium zu Medium besonders deutlich. Da beispielsweise eine Online-Übertragung vom Praxis-PC etwa in der besuchten Hausarztpraxis wegen mangelnder Internetfähigkeit nicht möglich ist, müssen die Daten auf CD übertragen und später wieder auf den privaten PC des Arztes in dessen Wohnung geladen werden. Die CD fungiert als „Zwischenmedium"; durch das Brennen und Einlesen entsteht ein vermeidbarer, zeitlicher Aufwand.

Allerdings bietet gerade der Online-Abrechnungsprozess in seiner eigentlichen Konzeption die Möglichkeit zur medienbruchfreien Kommunikation. Die entsprechenden Abrechnungsdaten müssen im ADT-Format übermittelt werden, das von entsprechend zertifizierter Software genutzt wird und von der KV problemlos digital weiterverarbeitet werden kann. Die abhörsichere Übertragung über das Internet vermeidet einen Medienbruch mit einem mobilen Datenträger als Übertragungsmedium.[145]

---

[145] Vgl. Kassenärztliche Bundesvereinigung (KBV), (2006) [Online im Internet].

Es zeigt sich, dass durch eine papierlos geführte Arztpraxis die Zahl der Medienbrüche reduziert werden kann, da in einer solchen sämtliche Daten notwendigerweise digital vorliegen. Dennoch kann allein durch Papierlosigkeit Medienbrüchen nicht vollständig vorgebeugt werden.

Um einen echten Mehrwert aus der Medienbruchfreiheit und der kompletten Digitalisierung aller Daten zu erzielen, müssen – gerade in einem vernetzten Umfeld mit unterschiedlichen Kommunikationspartnern – die digitalisierten Daten auch zu einem einheitlichen Standard aggregiert werden. Ein bloßes Scannen von Dokumenten zur Speicherung beispielsweise als PDF-Datei generiert hinsichtlich der Weiterverarbeitung der Daten noch keinen Mehrwert, da die Informationen auf diese Art und Weise nicht in einer vorgegebenen, einheitlichen Struktur vorliegen, die einem Kommunikationspartner die automatisierte Verarbeitung ermöglicht.[146] Es kann hier also auch von einer Art Medienbruch gesprochen werden, wenn Daten in unterschiedlichen digitalen Speicherformaten vorliegen. Der Übergang zu mangelhafter Datenintegration ist fließend. Wenn die Datenformate zwischen mehreren Kommunikationspartner nicht vereinheitlicht und integriert sind, müssen oftmals Zwischenformate oder Konvertierungssysteme eingesetzt werden, was zusätzlichen Aufwand erzeugt.

Neben der Integration der Daten kommt einer prozessorientierten Denkweise über örtliche und institutionelle Grenzen hinweg eine große Bedeutung zu. Um die Arbeitsabläufe künftig zu optimieren und zu einer deutlichen Effizienzsteigerung im gesamten Gesundheitswesen zu gelangen, müssen nicht nur rasch eHealth-Systeme eingesetzt werden, um ein papierloses Arbeiten zu ermöglichen, sondern auch Daten integriert und Schnittstellen sowie prozessübergreifende Standards definiert und etabliert werden.[147]

Zur Vermeidung von Medienbrüchen ist es wichtig, auf eine zeiteffiziente und zuverlässige Mensch-Maschine-Schnittstelle zurückgreifen zu können, die akustische oder handschriftlich erfasste Informationen der Maschine zugänglich macht. Durch den Fortschritt der Technik entwickeln sich hier stetig neue Schnittstellen. Der Einsatz moderner Tablet-PCs, die über eine Multitouch-Bedienung verfügen, ermöglicht es, Daten recht bequem über virtuelle Tastaturen einzugeben. Dennoch liegt hier ein hoher Transformationsaufwand beim Menschen, der seine Sprache in Bewegung auf der Tastatur umwandeln muss. Spracherkennungssoftware ist

---

[146] Vgl. Schweiger, et al., (2006), S. 90.

[147] Vgl. Reinhardt, (2008), S. 86 ff.

in der Lage, Abhilfe zu schaffen, da die Applikation direkt akustische Informationen erkennt und speichert. Allerdings wird dazu eine einigermaßen ruhige Umgebung benötigt, evtl. vertrauliche Informationen müssen exakt ausgesprochen werden. Es gibt jedoch bereits Lösungen, die speziell für den Einsatz im Krankenhausumfeld optimiert sind[148] und zu erheblichen Effizienzsteigerungen geführt haben.

Eine weitere einsetzbare Technologie in diesem Zusammenhang stellt der Digitale Stift dar. Hierbei handelt es sich um einen herkömmlichen Kugelschreiber, der über eine winzige Infrarotkamera verfügt. Diese Kamera ist in der Lage die Bewegungen auf speziellem Papier aufzuzeichnen, abzuspeichern und in digitalisierter Form wiederzugeben. Auch das Markieren von Ankreuzfeldern auf Papier kann als elektronisches Anhaken von Checkboxen abgebildet werden. Neben den digitalen Daten erzeugt der Stift auch eine reale Schrift auf dem Papier. Besonders vorteilhaft bei dieser Anwendung erscheinen die recht geringen Anschaffungskosten und die komplett intuitive Bedienung.[149] Allerdings sind Programme zur Erkennung der Handschrift notwendig[150] und es werden weiterhin Hybridsysteme (Umwandlung der Handbewegung in digitales Dokument und in Schrift auf realem Papier) gepflegt.

Die zukünftige TI wird – so diese denn in der geplanten Form zur Umsetzung kommt – zu einer merklichen Minderung von Medienbrüchen führen. Dies geschieht zum Beispiel durch die Nutzung der eVerordnung: Da die Übertragung von Arzt zu Apotheke über die TI, also letztlich online, erfolgt und hierbei ein vordefiniertes Datenformat verwendet werden muss, sind Medienbrüche gänzlich ausgeschlossen.[151] Ähnlich verhält es sich mit anderen strukturierten Dokumenten wie dem eArztbrief, die über die TI online ausgetauscht werden können. Somit werden die Kommunikationsobjekte standardisiert, einheitliche Schnittstellen geschaffen und das Medium für den Datenaustausch klar festgelegt. Zu Medienbrüchen kommt es aufgrund der ausschließlich digital vorliegenden und elektronisch zu verarbeitenden Daten nicht mehr.

---

[148] Vgl. HealthTech Wire, (2011) [Online im Internet].

[149] Vgl. Maisch, (2007), S. 63 ff.

[150] In diesem Zusammenhang sei erneut auf die mangelnde Leserlichkeit (Vgl. Kapitel 3.1) hingewiesen, die eine zuverlässige Schrifterkennung erschwert.

[151] Vgl. Kap. 1.3.

3.3 Online-Anbindung und vernetzte Strukturen

Der Begriff der Online-Arztpraxis wird im Folgenden für eine solche Praxis verwendet, die mindestens einen PC besitzt, der über eine Anbindung an das Internet verfügt und damit beispielsweise Daten an andere Institutionen via Internet übertragen kann. Die Benennung soll nicht suggerieren, dass es sich um eine rein virtuelle Praxis handelt.

Im Herbst 2011 berichtete die KBV, dass 69 Prozent der deutschen Arztpraxen die Möglichkeit der Online-Abrechnung nutzen. Die Durchführung der Online-Abrechnung ist allerdings nicht gleichbedeutend mit dem Vorhandensein einer Online-Praxis: Es kann vielmehr davon ausgegangen werden, dass eine gewisse Anzahl von Ärzten von einem Online-Heimarbeitsplatz die Abrechnung durchführt, also nicht über eine Online-Praxis verfügt. Im Gegensatz dazu haben andere Ärzte womöglich einen Internetanschluss in ihrer Praxis, rechnen aber dennoch über Datenträger wie beispielsweise eine CD ab und fallen somit aus dieser Statistik heraus.

Bereits im Jahr 2009 berichtete die KBV über die erfolgreiche Durchführung und Fortsetzung einer Online-Initiative in Zusammenarbeit mit den regionalen KV, die u.a. eine zunehmende Flächendeckung von Online-Arztpraxen zum Ziel hatte.[152] Durch den zunehmenden Kostendruck im Gesundheitswesen besteht die Notwendigkeit, diesen Trend der Vernetzung fortzusetzen. In anderen Branchen hat eine zunehmende Industrialisierung, definiert als eine Erhöhung des Grades an Arbeitsteilung und Vernetzung, zur Effizienz- und Effektivitätssteigerung bereits stattgefunden.[153] Dabei muss eine Erhöhung der Effizienz keine Steigerung der Leistungsfähigkeit bedeuten, sondern kann durch Vermeidung von aktuell bestehenden Verschwendungen erzielt werden. Beispielsweise im Rahmen von KAIZEN-Verbesserungsprozessen, wie sie in einigen Kliniken pilotiert wurden, steht dieser Aspekt im Vordergrund.[154] Im Gesundheitswesen allerdings besteht in dieser Hinsicht noch gewaltiger Nachholbedarf.

Betrachtet man die modellierten Geschäftsprozesse in Arztpraxen, so wird ersichtlich, dass nahezu alle Prozesse orts- und institutionsübergreifend ablaufen. Neben dem Patienten und

---

[152] Vgl. Ackermann, Klartext. Ärzte und Psychotherapeuten ans Netz bringen, (2009) [Online im Internet].

[153] Vgl. Gericke, Rohner, & Winter, (2006), S. 21.

[154] Vgl. Ludwig, (2010), S. 2 ff.

dem behandelnden Arzt mit seinen MFA sind verschiedene weitere Akteure, z.B. Konsilia-
rärzte, Apotheken, Labore, Krankenhäuser, Rehakliniken, Pflegeheime, Krankentransport-
und Rettungsdienste, nichtärztliche Therapeuten, KV oder BG, in die Prozesse eingebunden.
Mit all diesen externen Institutionen muss ein Informationsaustausch stattfinden.

Im Jahr 2000 führte der Gesetzgeber den Paragraph 140 in das SGB V ein, der sich mit der
integrierten Versorgung beschäftigt. Die Kooperation zwischen ambulant und stationär arbeitenden Ärzten untereinander und mit nicht-ärztlichen Berufsgruppen aus dem Gesundheitswesen sollte dadurch erhöht werden, um die Qualität der Versorgung zu steigern, gleichzeitig
Wirtschaftlichkeitsvorteile zu schaffen und die Transparenz zu erhöhen.[155] Das Bemühen, die
Integration zwischen den Leistungserbringern zu verstärken, bringt das Erfordernis einer Online-Anbindung zwangsläufig mit sich.

Paragraph 67 des SGB V befasst sich mit der elektronischen Kommunikation und fordert eine
Ablösung der papiergebundenen Kommunikation durch elektronische und maschinell verwertbare Übermittlung von medizinischen Daten.[156] Wie im vorigen Kapitel 3.2 beschrieben,
garantiert eine rein elektronische Kommunikation noch keine Abwesenheit von Medienbrüchen. Dies kann erst durch standardisierte, einheitliche Datenmodelle und eine Kommunikation ohne den Einsatz von mobilen, i.S. von „tragbaren", Übertragungsmedien gewährleistet
werden.

Dennoch bietet eine Online-Praxis die notwendige Basis für eine papierlose, medienbruchfreie und integrierte Bewältigung der anfallenden Geschäftsprozesse. Inkonsistente Datenbestände, Mehraufwände durch Medienbrüche oder umständliche Suche in papiergebundenen
Akten können vermieden werden. Zusätzlich zu dieser gesteigerten Arbeitseffizienz ergeben
sich weitere Mehrwerte, sowohl für den Arzt als auch für den Patienten: Arztbriefe oder Laborergebnisse, die zuvor per Post oder per Fax versendet wurden, können nun per Online-
Verbindung sicher kommuniziert werden. Dadurch werden nicht nur Porto- und Papierkosten
eingespart, sondern die Übermittlung der Daten erfolgt zudem nahezu in Echtzeit. Gerade bei
zeitkritischen Krankheitsverläufen kann dies einen entscheidenden, medizinischen Vorteil
darstellen.

---

[155] Vgl. Kassenärztliche Bundesvereinigung (KBV), (2010) [Online im Internet].
[156] Vgl. Sozialgesetzbuch (SGB) Fünftes Buch (V), (2011), § 67.

Außerdem eröffnet die Online-Praxis einen neuen Kommunikationskanal zu den Patienten, der einen Wettbewerbsvorteil gegenüber anderen Praxen bietet. Beispielsweise kann sich der Patient auf der Homepage des Arztes über dessen Angebote informieren und hat gegebenenfalls direkt die Möglichkeit, Termine online zu vereinbaren. Dieser Weg der Terminvereinbarung ist nicht nur für den Patienten komfortabel, sondern schafft direkt Verbindlichkeit bei der Arztsuche. Im zukünftig mehr und mehr wettbewerbsorientierten Markt Gesundheitswesen, in dem Patienten verschiedene Leistungen der Anbieter vergleichen und sich evtl. sogar fachkundige, objektive Beratung einholen[157], kann ein solcher Service zum entscheidenden Wettbewerbsvorteil werden. Ist das Online-Terminvergabesystem einmal installiert und eingerichtet, fällt bei den MFA weniger Arbeit durch telefonische oder persönliche Terminvereinbarungen mit den Patienten an. Beim Patienten können die Termine sofort in seinen eigenen elektronischen Kalender übernommen werden.

Mit einer Online-Integration von Daten, so wie sie bei Verwendung einer ePA angedacht ist, wird für alle Behandelnden zusätzlich die Effizienz gesteigert, da ein Vielfaches an Informationen zur Verfügung steht, als es bei einer direkten Übermittlung der Daten auf Datenträgern möglich wäre. Damit kann an dieser Stelle die Qualität der medizinischen Versorgung deutlich erhöht werden, v.a. wenn mehrere Leistungserbringer in koordinierter weil konzeptioneller Form am Behandlungsprozess teilnehmen. Zusätzlich wird die Transparenz für alle Beteiligten inklusive dem Patienten gesteigert. Im Bereich der integrierten Versorgung, zur Etablierung von Wissensdatenbanken und vordefinierten Behandlungsabläufen werden der ePA erhebliche Wichtigkeit und Verbesserungspotenziale zugesprochen.[158]

Außerdem stellt eine Internetanbindung die Möglichkeit zur Verfügung, lokal installierte Software-Komponenten wie das AIS oder auch das Betriebssystem komfortabel und zeitnah zu aktualisieren. Nur etwa 6-8 Prozent der Kunden des MEDISTAR-Vertriebspartners BWG haben einen entsprechenden Betreuungsvertrag, der auch die Software-Aktualisierung durch das Unternehmen beinhaltet. Beim Großteil der Arztpraxen liegt die Verantwortung für die Aktualität der verwendeten Software-Komponenten also gänzlich in deren eigenen Händen. Da dies oftmals eine Überforderung darstellt, besteht die Gefahr, dass die Systeme nicht über die aktuellsten Updates verfügen und sicherheitstechnische Schwachstellen aufweisen. Zu-

---

[157] Vgl. Müschenich, Scher, & Richter, (2008), S. 234 f.

[158] Vgl. Reinhardt, (2008), S. 82.

sätzlich entsteht das Problem, dass der Dienstleister die Versionsstände der verwendeten Software nicht kennt, was die Lösung technischer Probleme erschwert.

Solche Probleme werden grundsätzlich mittels Fernwartung gelöst, die ebenfalls eine Online-Anbindung voraussetzt. Nur damit können Support-Partner effizient und zügig unterstützend wirken, ohne notwendigerweise Techniker vor Ort zu entsenden und damit zusätzliche Kosten sowie einen Zeitverzug zu generieren.

Des Weiteren kann dem Trend des Outsourcing Rechnung getragen werden, da in der Online-Praxis die PCs nur über eine geringwertige Ausstattung verfügen müssen und auf Server-Systemen gehostete Dienste wie z.B. Medikamentendatenbänke konsumieren können. Allerdings benötigen die Client-Rechner zur Nutzung dieser Services unabdingbar einen performanten Internetzugang.

Nicht zuletzt fordert die Nutzung der TI ab der zweiten Entwicklungsstufe die Online-Fähigkeit von Arztpraxen, sodass der Trend zur Online-Praxis unumkehrbar ist.[159]

Momentan stehen der Forderung nach einer Online-Anbindung noch einige sicherheitstechnische Bedenken entgegen, da keine verbindlichen Regelungen und Lösungsansätze bestehen, die eine sichere Datenübertragung im Internet gewährleisten. Die Anwendung, die beispielsweise einen über die TI abgesicherten Informationsaustausch zwischen Leistungserbringern ermöglichen soll, ist bisher nicht implementiert.[160]

Ein weiteres Hemmnis stellen in diesem Kontext die konservativen Empfehlungen der Bundesärztekammer dar. In einem entsprechenden Schreiben aus dem Jahr 2008 wird den Kammermitgliedern angeraten, nur einen dedizierten Rechner, der über keinerlei Zugriff auf Patientendaten verfügt, mit dem Internet zu verbinden.[161] Diese Empfehlung entspricht nicht mehr den heutigen Anforderungen bzw. dem aktuellen Stand der Technik. Spätestens mit der vollständigen Implementierung der TI und einer Ausweitung des Trends zu verteilten, serviceorientierten Strukturen wird die Notwendigkeit gegeben sein, sämtliche PCs in einer Arztpraxis mit Internetzugang zu betreiben. Eine Auseinandersetzung mit Sicherheitsaspekten und The-

---

[159] Vgl. Kap. 1.3.
[160] Vgl. Kap. 1.3.4.
[161] Vgl. Bundesärztekammer & Kassenärztliche Bundesvereinigung, (2008), S. 6 f.

men wie Datenschutz und Datensicherheit darf in diesem Zusammenhang nicht ausbleiben, wenn die Arztpraxis zukunftssicher gestaltet sein soll.

3.4 Datenschutz und Datensicherheit

Laut der Aussage des Hamburger Datenschutzbeauftragten, Johannes Caspar, tauchten im Jahr 2011 vermehrt Patientendaten im sozialen Netzwerk Facebook auf. Offenbar gelangten diese Daten ins Internet, weil Ärzte oder Mitarbeiter in medizinischen Einrichtungen sich von einem dortigen Arbeitsplatz bei Facebook anmeldeten und von der Funktion des automatischen Einlesens des Adressbuchs Gebrauch machten.[162]

Zwar handelt es sich bei diesem Artikel nur um einen kleinen Ausschnitt der Problematik, dennoch wird dadurch aufgezeigt, wie ein unbedarfter Umgang mit dem Internet für Ärzte schnell zu einem rechtlichen Risiko und einer geschäftsschädigenden Handlung werden kann. Nicht zuletzt auf solche Berichte sowie die grundsätzlich hohen Anforderungen an die Datensicherheit und die generelle Zurückhaltung gegenüber neuen Technologien ist die sprichwörtliche Skepsis der Branche gegenüber der Online-Anbindung ihrer Praxis begründet.[163]

Trotz der hohen Sicherheitsanforderungen ist, wie im vorigen Kapitel 3.3 beschrieben, die Online-Anbindung einer Arztpraxis unabdingbar. Unweigerlich müssen gewisse Anforderungen an Datenschutz und Datensicherheit beim Herstellen einer Online-Anbindung gewährleistet werden.

Hinter dem Begriff des Datenschutzes versteht man in erster Linie das Recht auf informationelle Selbstbestimmung einer jeden Person. Für Patienten bedeutet dies, dass sie (im Rahmen geltender Gesetze) grundsätzlich frei sind in ihrer Entscheidung darüber, wer über welche medizinischen Daten Kenntnis erhalten soll. Im Bereich des Gesundheitswesens spezifiziert die ärztliche Schweigepflicht das Datenschutzgesetz gemäß dem Subsidiaritätsprinzip[164] noch genauer. Paragraph 203 des Strafgesetzbuchs droht Ärzten, die vertrauliche Daten unrechtmäßig offenbaren, mit einer Freiheitsstrafe. Entsprechend dem Ansatz des Verbots mit Erlaubnisvorbehalt, der in den Gesetzen innerhalb der EU Anwendung findet, gilt der Umgang mit

---

[162] Vgl. Wiehr, (2011) [Online im Internet].

[163] Vgl. Obermann & Müller, S. 24.

[164] Das Subsidiaritätsprinzip besagt hier, dass bereichsspezifische Vorschriften allgemeine Gesetze in ebendiesem Bereich ersetzen können.

personenbezogenen Daten prinzipiell als verboten, sofern keine explizierte Erlaubnis durch ein geltendes Gesetz oder die Einwilligung der entsprechenden Person gegeben ist. In anderen Ländern außerhalb der EU, z.B. in den USA, wird indes von einer generellen Erlaubnis, mit personenbezogenen Daten umzugehen, ausgegangen, sofern kein explizites Verbot besteht.[165]

Der Patient wird als Herr über seine persönlichen Daten geachtet, der in die Lage versetzt werden muss, die Zugriffe auf ebendiese zu regeln. Da Ärzte auch grundsätzlich untereinander nicht von der Schweigepflicht entbunden sind, darf einem Arzt erst während des Behandlungsprozesses, die Datenbasis des Patienten verfügbar gemacht werden. Somit bedarf es bei der elektronischen Patientendatenverwaltung eines dynamischen Rechtekonzepts, das je nach Rolle des Arztes im Behandlungsprozess Zugriffsrechte automatisiert vergibt. Dafür mangelt es bisher noch an entsprechenden Lösungen.

Der Begriff der Datensicherheit bezieht sich auf die unverfälschte Sicherung von Informationen, gegebenenfalls wie im Gesundheitswesen häufig vorgeschrieben über einen langen Zeitraum (bis zu 30 Jahre). Es muss sichergestellt werden, dass die Daten nur berechtigten Personen zugänglich sind (Vertraulichkeit), grundsätzlich zur Verfügung stehen (Verfügbarkeit), nicht verfälscht werden (Integrität) und eine eindeutige Urheberschaft feststellbar ist (Zurechenbarkeit). Diese Kriterien müssen bei digitalen Daten durch ein geeignetes IT-Sicherheitskonzept, das u.a. Speichervorschriften, Datensicherungs-, Verschlüsselungs- und Signaturverfahren festlegt, erfüllt werden.[166]

Es ist davon auszugehen, dass das Maß an Internetkriminalität und damit die Bedrohung für besonders begehrte Gesundheitsdaten weiter ansteigen wird.[167] Zunehmend kann sich der Datenschutz zu einem Argument für oder gegen eine ärztliche Einrichtung entwickeln.[168] Ein IT-Konzept darf – sofern es als zukunftssicher gelten möchte – heutzutage nicht mehr ohne ein durchdachtes und technisch modernes Sicherheitskonzept gestaltet werden. Dies gilt besonders im Angesicht der Tatsache, dass Ärzten bei missachtetem Datenschutz nicht nur ein dramatischer Imageverlust, sondern auch strafrechtliche Konsequenzen bis zum Berufsverbot drohen. Entsprechend ausführlich behandelt ein Informationsblatt der Landesärztekammer

---

[165] Vgl. Pharow & Kaiser, (2006), S. 468 f.

[166] Vgl. Pharow & Kaiser, (2006), S. 471 ff.

[167] Vgl. Bundeskriminalamt, (2010), S. 6 ff.

[168] Vgl. Pharow & Kaiser, (2006), S. 467.

Baden-Württemberg die Themen Schweigepflicht, Dokumentation in der Patientenakte, Datenübertragung und Datenschutz auf über 50 Seiten.[169]

3.5 Mobilität

Neben dem Trend zu eHealth-Projekten, also der durch elektronische Datenverarbeitung gestützten Gesundheitsversorgung, kommt inzwischen auch dem sogenannten mHealth als Subdisziplin mehr und mehr Bedeutung zu.[170] Hierbei handelt es sich um die medizinische Versorgung von Patienten unter Einsatz von mobilen Endgeräten wie z.B. Smartphones oder Personal Digital Assistants (PDA).[171]

Der Einsatz mobiler Technologien erreicht in Deutschland zwischenzeitlich eine hohe Verbreitung. Allein in den Jahren 2010 und 2011 stieg die Anzahl der Nutzer des mobilen Internets um 10 Prozent, sodass heute nahezu jeder dritte Deutsche mit einem mobilen Gerät das Internet nutzt. Im Vordergrund steht hierbei der Wunsch nach Ubiquität, also der orts- und geräteunabhängigen Erreichbarkeit, von persönlichen Daten.[172] Dieser ständig verfügbare Zugang zu Patientendaten kann auch als Ziel des modernen Gesundheitswesens und der TI angesehen werden.

Heutzutage wird beispielsweise die Überwachung von Patienten mittels Telemonitoring als typische Anwendung zukünftiger Technologien gesehen. Hierbei werden Patientendaten von einem mobilen Sensor, der sich beim Patienten zu Hause in Gebrauch befindet, über eine drahtlose Internetverbindung in das Praxisnetzwerk übertragen und können dort vom Arzt eingesehen und kontrolliert werden. Eine Expertenbefragung kam zum Ergebnis, dass von einer zügigen Verbreitung solcher Telemonitoring-Ansätze ausgegangen wird, was im Bereich der klinischen, aber auch der ambulanten Versorgung zu Qualitätssteigerungen und einer Kostenreduktion führen kann.[173] Enormes, finanzielles Potenzial ergibt sich v.a. durch die Tatsache, dass laut WHO heute circa 70 Prozent der Ausgaben im Gesundheitswesen auf chronische Erkrankungen entfallen. Diese Kosten können durch koordinierte Versorgung,

---

[169] Vgl. Landesärztekammer Baden-Württemberg, & Landespsychotherapeutenkammer Baden-Württemberg, (2011).

[170] Vgl. Weltgesundheitsorganisation (WHO), (2011), S. 76 ff.

[171] Vgl. Weltgesundheitsorganisation (WHO), (2011), S. 6.

[172] Vgl. Accenture, (2011), S. 5 [Online im Internet].

[173] Vgl. Cuhls, von Oertzen, & Kimpeler, (2007), S. 63 ff.

dauerhafte Überwachung und gezieltes Agieren minimiert werden, da sich mit Telemonitoring überwachte Patienten beispielsweise längere, kostenintensivere Krankenhausaufenthalte ersparen.[174] Mobile Geräte und Anwendungen bieten hierzu die gewünschte Unterstützung.

In größeren Praxen kann es sich als sinnvoll erweisen, wenn ein mobiles Endgerät quasi als transportable elektronische Patientenakte verwendet wird. Diese kann bequem in verschiedene Behandlungsräume mitgeführt werden, ohne dass die Akte über die stationären PCs in den jeweiligen Räumen stets neu geladen werden muss. In Krankenhäusern sind die Anzahl der Ortswechsel des Patienten und die Menge der Behandelnden erfahrungsgemäß größer als in einer Arztpraxis. Daher befinden sich in diesen Einrichtungen Systeme zur Realisierung einer elektronischen Patientenakte in Form eines Tablet-PCs bereits im Einsatz. Hierbei wird v.a. die gute Darstellung von bildgebundenen Befunden zur Besprechung mit Kollegen oder Patienten erfolgreich genutzt.[175]

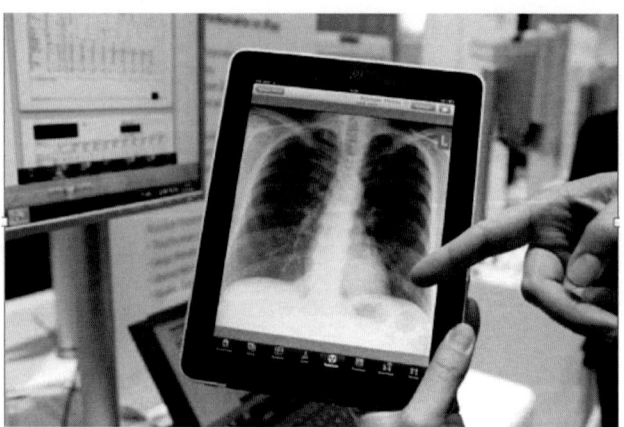

Abb. 14 - Apple iPad im Einsatz in einem Krankenhaus[176]

Geradezu prädestiniert für den Einsatz von mobilen Technologien ist der Hausbesuchs-Prozess. Im Gegensatz zum Krankenhausbetrieb werden im ambulanten Sektor nach Erfahrungen von BWG bisher kaum solche Technologien eingesetzt. Die Firma BWG entwickelte ein entsprechendes Produkt namens DOCmobil, welches Ärzten ermöglichen sollte, ein mobi-

---

[174] Vgl. Reinhardt, (2008), S. 83 f.

[175] Vgl. Marwan, iPad-Einsatz in Krankenhaus., (2011) [Online im Internet].

[176] Vgl. Marwan, iPad-Einsatz in Krankenhaus., (2011) [Online im Internet].

les Sprechzimmer zu betreiben. In einem robusten Koffer konnte der Laptop zusammen mit einem kleinen Drucker für Rezepte und einem KVK-Lesegerät untergebracht und zum Patienten mitgenommen werden.

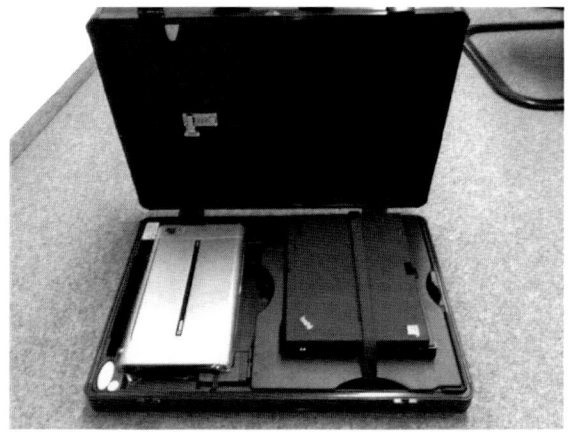

Abb. 15 - Bild DOCmobil der Firma DWG (Aufnahme der BWG)

Somit hätten die organisatorischen Komponenten des Behandlungsprozesses inklusive des Ausdrucks von Rezepten problemlos beim Patienten zu Hause stattfinden können. Zwar waren die Ärzte angetan von einer Lösung für Hausbesuche, allerdings erschien der Koffer zu groß und die Umsetzung zu kostenintensiv, sodass diese Produktentwicklung wieder eingestellt werden musste. Besonders das Mitführen eines Druckers erwies sich als zu umständlich.

Mit Implementierung der TI müssen Rezepte nicht mehr gedruckt, sondern können elektronisch abgespeichert werden. Ein Drucker wird dann beim Hausbesuch nicht mehr benötigt. Zusätzlich haben sich mit zunehmender Etablierung der Tablet-PCs im Markt völlig neue Umstände, bedingt durch die Größe der mitzuführenden Geräte, ergeben. Software-Lösungen zur Unterstützung des Prozesses, beispielsweise in Form von Apps[177] für das iPad des Hersteller Apple, existieren bereits.[178]

---

[177] Mit dem Begriff App werden jegliche Anwendungsprogramme bezeichnet, die für den Einsatz auf Smartphones und Tablet-PCs erstellt wurden und auf diesen Geräten ausgeführt werden.

[178] Vgl. Deutsches Ärzteblatt, (2011).

Wenn beim Hausbesuch künftig ein mobiles Gerät mitgeführt wird, das über eine Internetverbindung im Praxisnetz integriert arbeiten kann und Zugriff auf sämtliche Patientendaten hat, verbessert dies die Qualität der medizinischen Versorgung. Ein umfassendes Datenmaterial, das beispielsweise auch Röntgenbilder oder sonstige Aufzeichnungen umfasst, könnte in Papierform niemals mitgeführt und in solch einfacher Weise in Echtzeit bearbeitet werden.

Durch das direkte Anpassen der Daten vor Ort im Primärsystem erspart sich der Arzt Doppelarbeiten. Diese entstehen derzeit, wenn der Arzt Informationen während des Hausbesuchs flüchtig auf ein Zwischenmedium notiert und später in der Praxis ins Primärsystem übernimmt. Außerdem werden auf diese Art und Weise Fehlerquellen, beispielsweise durch schlecht notierte oder vergessene Sachverhalte, eliminiert. Damit ergeben sich wiederum Verbesserungen in der Qualität der Dokumentation sowie Arbeitserleichterungen und Effizienzsteigerungen.

Eine Statistik der KBV zeigt, dass die Anzahl der Personen, die sich in häuslicher Pflege befinden, in den letzten Jahren kontinuierlich gestiegen ist.[179] Laut dem Statistischen Bundesamt steigt auch die Anzahl der Pflegeheimbewohner seit Jahren deutlich an.[180] Es kann mit einer Fortsetzung dieser Tendenz gerechnet werden, sodass es zukünftig für Ärzte wichtiger werden wird, ihre Patienten außerhalb des Praxisraumes zu besuchen.

Seit einigen Jahren wird bemängelt, dass Hausbesuche sich mit dem derzeitigen Abrechnungssystem nicht mehr lohnen.[181] Politiker haben längst versprochen, Abhilfe zu schaffen[182], sodass sich die Situation in den kommenden Jahren vermutlich verbessern wird. Besonders bei Besuchen in Pflegeheimen kann der Hausbesuchs-Prozess für Ärzte dann zunehmend lukrativ werden, da hier eine Vielzahl von Patienten ohne Zeitverlust und Kostenverursachung durch die Anfahrt besehen werden können. Außerdem sollte in zukunftsorientierten Pflegeheimen eine Grundausstattung mit IT-Infrastruktur wie z.B. ein Internetzugang vorhanden sein, was eine optimale Unterstützung des Prozesses ermöglicht.

Zusammenfassend ist davon auszugehen, dass Hausbesuche nicht nur in ihrer Anzahl zunehmen, sondern auch an wirtschaftlicher Bedeutung gewinnen und gleichsam die Möglichkeiten

---

[179] Vgl. Kassenärztliche Bundesvereinigung (KBV), (2011) [Online im Internet].

[180] Vgl. Statistisches Bundesamt, (2011), S. 6.

[181] Vgl. Körber, (2007).

[182] Vgl. Hannoversche Allgemeine, (2010) [Online im Internet].

der IT-Unterstützung von Hausbesuchen aufgrund der Weiterentwicklung mobiler Endgeräte und der Vernetzungsmöglichkeiten größer werden. Durch die Potenziale für Verbesserungen in der medizinischen Versorgung und mögliche Arbeitseinsparungen sowie Effizienzsteigerungen kann sich der Einsatz mobiler Technologie, selbst wenn diese erst neu angeschafft werden muss, zügig amortisieren.

4   Gegenwärtige IT-Konzepte

Zwar ist die Ausstattung heutiger Arztpraxen mit IT aus technischer Sicht nach wie vor unzureichend, dennoch liegen bei IT-Dienstleistern für das Gesundheitswesen zahlreiche Konzepte vor, um diesen Zustand zu verbessern. Dieses Kapitel hat zum Ziel, existierende Konzepte zusammenzutragen und deren verschiedene Aspekte strukturiert aufzulisten. Dabei soll geprüft werden, inwiefern die technischen Lösungen dazu dienen können, die im vorigen Kapitel 3 genannten Anforderungen zu erfüllen. Somit wird nicht nur der aktuelle Ist-Zustand auf technischer Ebene erfasst, sondern auch eine erste Verknüpfung von fachlichen Anforderungen mit technischen Lösungskonzepten geschaffen und der Grundstein für die nachfolgende Entwicklung des Zielkonzeptes gelegt. [183]

4.1   Netzwerkinfrastruktur

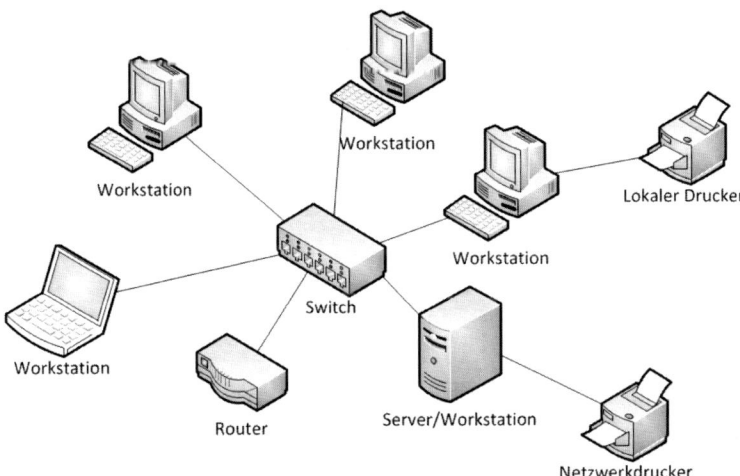

Abb. 16 - Praxisnetzwerk topologisch (eigene Darstellung)

Abb. 16 zeigt exemplarisch die weit verbreitete IT-Infrastruktur in einer Arztpraxis. Hierbei ist der Detailgrad der Abbildung gering gehalten, um nur wesentliche Elemente darzustellen.

---

[183] Die Informationen über existierende Produkte und Lösungen in diesem Kapitel basieren maßgeblich auf Daten der BWG Systemhaus Gruppe AG und Gesprächen mit deren Mitarbeiter.

Es kann davon ausgegangen werden, dass die Infrastruktur in hochmodernen Praxen um weitere Elemente wie beispielsweise Firewalls, weitere Netzwerkgeräte, drahtlose Zugriffspunkte o.Ä. erweitert ist.

Das Praxisnetzwerk kann topologisch als sternförmiges Netzwerk charakterisiert werden, in dessen Mitte ein Switch agiert. Mit diesem Switch sind die Praxis-PCs über Ethernet-Kabel zu einem LAN verbunden. Der Großteil der PCs wird als Workstation genutzt. Ein bestimmter Praxis-PC fungiert als Server, so dass es sich bei dem Netzwerk, auf Anwendungsebene betrachtet, um eine klassische Client-Server-Architektur handelt. Oftmals wird derzeit der Server auch als Workstation verwendet, obwohl IT-Dienstleister davon seit einigen Jahren dringend abraten.[184]

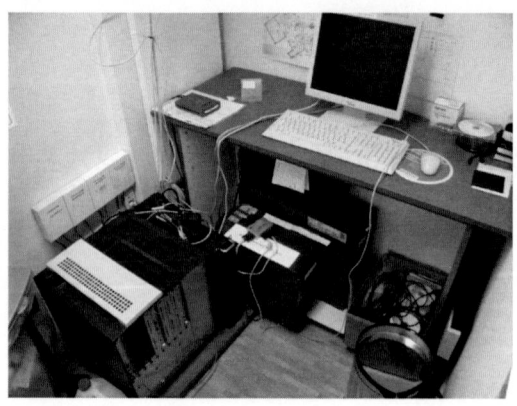

Abb. 17 - Server-Raum (MVZ, eigene Aufnahme)

Auf dem Server werden verschiedenartige und mitunter anspruchsvolle Dienstprogramme betrieben, auf welche die Clients zugreifen. Entsprechend bestehen besondere Anforderungen an den Server-Rechner, die in den Systemanforderungen der AIS von den jeweiligen Herstellern benannt sind. Da zwischen den Clients keine Kommunikationsbeziehung besteht, hängt der reibungslose Betrieb der PCs im Praxisnetzwerk von der Funktionsfähigkeit des Server-Rechners ab. Entsprechend werden in der Regel Maßnahmen ergriffen, um zu gewährleisten, dass dieser dauerhaft in Betrieb ist.

---

[184] Siehe hierzu auch Kap. 4.2.1.

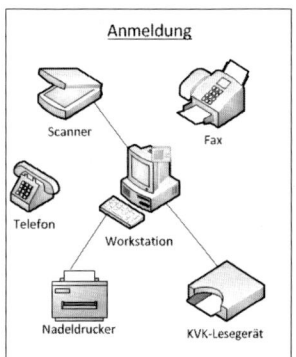
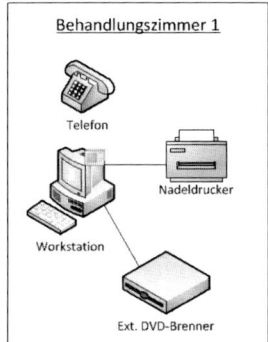
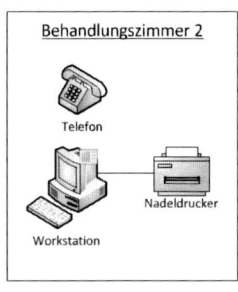
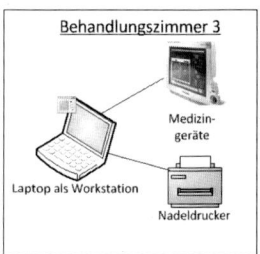
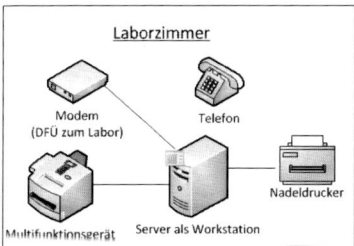

Abb. 18 - Geräte im Praxisnetzwerk exemplarisch (eigene Darstellung)

Abb. 18 verdeutlicht die Gerätelandschaft in einer Arztpraxis, hier dargestellt in der Form, wie sie in der allgemeinmedizinischen Praxis vorgefunden wurde. Vernetzungsaspekte zwischen den PCs sind nicht visualisiert. Die Abbildung soll vielmehr die Ausstattung und Vernetzung der Geräte untereinander verdeutlichen. Komponenten, die nicht durch Verbindungslinien mit einem PC verbunden sind, wurden nicht integriert, arbeiten also autark und ohne Schnittstellen zu anderen Geräten. In der Praxis ist festzustellen, dass gerade Medizingeräte, wie beispielsweise EKG-Geräte, Lungenfunktionsgeräte oder Hirnstamm-Audiometer, oftmals mit den PCs verbunden sind, um die Behandlungsdaten direkt in das AIS zu übernehmen.

Geräte, die der gewöhnlichen Büro-Ausstattung zuzurechnen sind, wie Telefone, Hardware-Faxgeräte oder Drucker, werden allerdings häufig nur unzureichend ins System eingebunden. Damit wird Arbeitseffizienz verschwendet. Beispielsweise wäre es denkbar durch die Integration der Telefonanlage ins AIS, bei eingehenden Anrufen direkt die Patientenakte des Anrufers zu öffnen. Notwendig hierfür wäre abgesehen von der technischen Integration nur das Hinterlegen der Telefonnummer des Patienten im AIS, was erfahrungsgemäß ohnehin erfolgt.

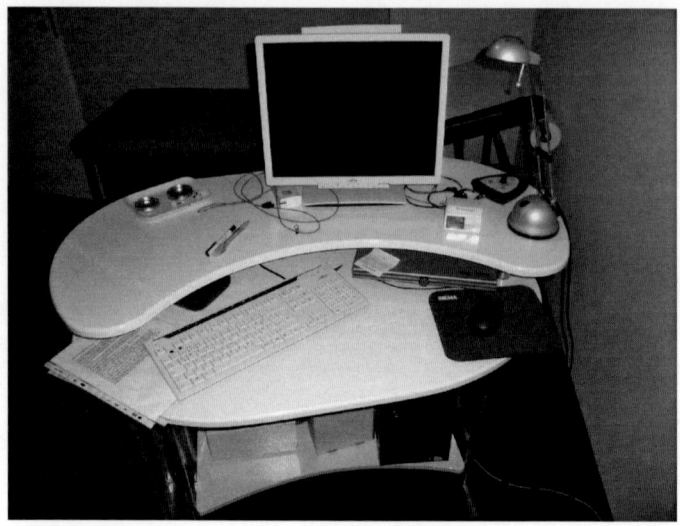

Abb. 19 - Integriertes Hirnstamm-Audiometer (Facharzt-Praxis, eigene Aufnahme)

4.2   Datensicherung und Datenverfügbarkeit

Ein Aspekt der Datensicherheit stellt die Datenverfügbarkeit dar. Bei medizinischen Daten handelt es sich um einen wichtigen Produktionsfaktor in einer Arztpraxis.[185] Die qualifizierte Behandlung eines Patienten ohne Rückgriff auf dessen medizinische Daten ist kaum möglich. Damit kommen der Verfügbarkeit der Daten und damit zusammenhängend der Archivierung selbiger in einer Arztpraxis größte Bedeutung zu. Die strengen gesetzlichen Richtlinien zur Archivierung von medizinischen Daten unterstreichen dies.[186]

Es muss bedacht werden, dass selbst ein hoch erscheinender Verfügbarkeitswert von 99,5 Prozent einen ungeplanten Systemausfall von mehr als einem kompletten Tag im Jahr bedeutet (220 Tage * (1-0,995) = 1,1 Tage). Eine Arztpraxis generiert in Deutschland durchschnitt-

---

[185] Vgl. Kirn, (2008), S. 240 f.

[186] Vgl. Landesärztekammer Baden-Württemberg, (2009).

lich Einnahmen aus ärztlicher Tätigkeit in Höhe von 403 000 € pro Jahr.[187] Bei kalkulierten 220 Arbeitstagen[188] ergeben sich daraus tägliche Einnahmen von ungefähr 1 800 €. Somit kann mit einem Einnahmeausfall von über 2 000 € pro Jahr (1 800 € * 1,1 = 2 080 €) kalkuliert werden, sofern bei einer nicht gewährleisteten Verfügbarkeit des Systems keine ärztlichen Leistungen durchgeführt werden können (Vollausfall). Hinzu kommen weitere Negativaspekte wie entstehende Reparaturkosten und unzufriedene Patienten. Selbst wenn es gelingt während eines Systemausfalls den Tagesbetrieb aufrecht zu erhalten, entsteht ein erheblicher Zeitaufwand durch die nachträgliche Eingabe der Behandlungsdaten in das AIS, was ebenfalls (Folge-)Kosten verursacht.

Abgesehen von diesen wirtschaftlichen Folgen eines ungeplanten Systemausfalls ergibt sich die Notwendigkeit der Sicherstellung eines reibungslosen Systembetriebs und der Verfügbarkeit relevanter Patientendaten auch aus der medizinischen Verantwortung des Arztes. Im schlimmsten Fall kann die Abwesenheit von medizinischen, patientenspezifischen Informationen, beispielsweise hinsichtlich bekannter Medikamentenunverträglichkeiten eines Patienten, über Leben oder Tod entscheiden.

Zu negativen Beeinträchtigungen der Datenverfügbarkeit kann es zum einen dann kommen, wenn Daten physisch nicht mehr vorhanden sind. Dieser Zustand tritt ein, wenn z.b. durch Hardwaredefekte entsprechende Datenträger unbrauchbar wurden oder Mitarbeiter versehentlich oder gar absichtlich Daten gelöscht haben und gleichzeitig keine Datensicherung (Backup) besteht bzw. eine solche nicht ohne Zeitverzug ins System eingespielt werden kann.

Zum anderen kann die Datenverfügbarkeit eingeschränkt sein, wenn es zu Betriebsstörungen des Systems kommt und deshalb auf die physisch vorhandenen Daten nicht mehr zugegriffen werden kann. Dieser Fall tritt beispielsweise dann ein, wenn der Server nicht richtig funktioniert.

Es werden also nicht nur Mechanismen benötigt, um einen reibungslosen Systembetrieb zu gewährleisten, sondern auch um Backup-Vorgänge zu einer dauerhaften Archivierung der Daten durchzuführen.

---

[187] Vgl. Statistisches Bundesamt, (2009), S. 15.

[188] Die Zahl ergibt sich aus der Anzahl der Werktage in Deutschland, die im Durchschnitt bei etwa 250 Werktagen pro Jahr liegt, abzüglich der Urlaubstage, die je nach Alter des Arztes laut Paragraph 27 des Tarifvertrags des Marburger Bundes bei 26 bis 30 Tagen Erholungsurlaub zzgl. u.a. Zusatzurlaub, Sonderurlaub etc. jährlich liegt.

4.2.1 Reibungsloser Systembetrieb

Zur Gewährleistung eines reibungslosen Systembetriebs können die Server mit speziellen Betriebssystemen versehen und an Orten betrieben werden, die gegen physikalische Einwirkungen wie hohe Außentemperaturen oder Erschütterungen gesichert sind. Zusätzlich werden Server oftmals mit einer Unterbrechungsfreien Stromversorgung (USV) ausgestattet, die sowohl bei Spannungsschwankungen im Stromnetz als auch bei kürzeren Stromausfällen dem Server eine ausreichende Spannung liefert.

Um einen reibungslosen Betrieb des Servers zu gewährleisten, ist dringend davon abzuraten, einen Server parallel auch als Workstation zu benutzen, an der operative Arbeiten des Tagesgeschäfts durchgeführt werden. Dadurch wird nicht nur die Leistung des Servers, die für andere Dienste zur Verfügung steht, vermindert, sondern es besteht auch zusätzlich die Gefahr einer Störung des Betriebssystems, die evtl. nur durch einen Neustart zu beheben ist. In dieser Zeit können sämtliche PCs der Praxis nicht mit dem AIS arbeiten. Trotz dieses Risikos verwenden heutzutage viele Arztpraxen ihren Server-Rechner als normale Workstation und machen keinen Unterschied in der Nutzung von Server und Clients. Dies kann auf mangelndes Verständnis für die Funktion des Servers und die Auswirkungen, im Falle eines ungeplanten Serverausfalls zurückgeführt werden.

Um den Betrieb des AIS in der Praxis auch im Falle eines Serverausfalls o.Ä. aufrecht zu erhalten, gibt es u.a. die Möglichkeit einen zweiten Server mit repliziertem Datenbestand zu betreiben. Ein Instrument hierfür liefert beispielsweise das Software-Produkt Avance HA von Stratus Technologies[189], das für den Einsatz im Umfeld des AIS MEDISTAR freigegeben ist. Es werden zwei Server mit jeweils eigener Hardware betrieben, die über ein Ethernet-Kabel miteinander verbunden sind. Dabei laufen die Betriebssysteme auf den Servern in einer virtuellen Maschine (VM). Die Software sorgt dafür, dass die Datenbestände auf den Servern zu jeder Zeit identisch sind, also eine komplett gleiche Datenbasis besteht. Stellt die Monitoring-Funktion der VM Probleme bei einem der beiden Server fest, so kann eine Live-Migration des laufenden Betriebssystems von dem einen auf den anderen Server erfolgen. Aufgrund der Virtualisierungsumgebungen ist dies möglich, ohne dass eine Beeinträchtigung der Clients besteht, die gerade Serverdienste nutzen. Nach Beheben des Problems kann der Server wieder als Replikatserver eingesetzt werden und synchronisiert selbstständig seinen Datenbestand.

---

[189] Vgl. Stratus Technologies. Stratus Avance High-Availability Software [Online im Internet].

Mit dieser Technologie wird gewährleistet, dass ein Hardwarefehler bei einem der Server den Betrieb des Systems nicht beeinträchtigt und auch Stillstandszeiten während des Einspielens von Software-Updates entfallen.

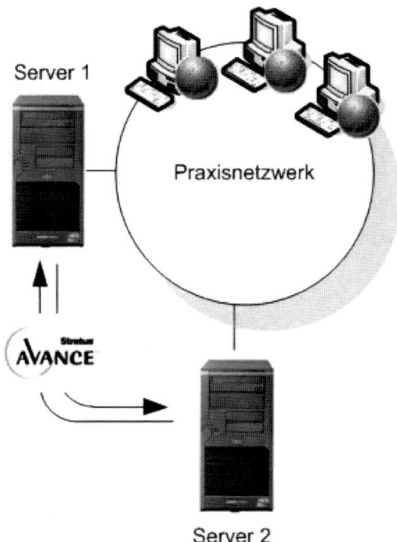

Abb. 20 - Replizierter Server (Darstellung von BWG)

4.2.2 Datensicherungs-Konzepte

Da medizinische Daten extrem wichtig für die Patientenversorgung sind und per Gesetz über mindestens zehn Jahre aufbewahrt werden müssen[190], kommt der Datensicherung (hier i.s. der Archivierung) in Arztpraxen große Bedeutung zu. Grundsätzlich besteht die Möglichkeit, Informationen auf Festplatten oder Bändern zur dauerhaften Aufbewahrung zu speichern. Es sollte jedoch darauf geachtet werden, dass die entsprechenden Speichermedien nicht in unmittelbarer Nähe zum Server aufbewahrt werden, sondern entweder in einem feuerfesten Tresor oder in Räumlichkeiten außerhalb der Praxis, mindestens jedoch in einem anderen Brandabschnitt als der Server.

---

[190] Vgl. Landesärztekammer Baden-Württemberg, (2009), § 10 Absatz 3.

In vielen kleineren Praxen wird eine Sicherung auf Bandspeicher oder auf Festplatten vorgenommen, die über den USB-Port (Universal Serial Bus) mit dem Server verbunden werden können. Die Festplatten werden von den MFA am Ende eines Arbeitstages an den Server angeschlossen; ein nächtlicher Software-Job repliziert die aktuellen Daten auf die Festplatte. Dazu wird auf älteren Betriebssystemen das Windows Tool NTBackup verwendet, mit dem gewisse Verzeichnisse der Festplatte (hier z.b. der Ordner mit den Patientendaten aus dem MEDISTAR-System) kopiert werden können. In modernen Betriebssystemen wie Windows Vista oder Windows 7 steht das Tool „Sichern und Wiederherstellen" zur Verfügung, welches allerdings nur in der Lage ist, ganze Partitionen zu speichern.

Zur Sicherung der Datenbank des AIS MEDISTAR wird eine Batch-Datei ausgeführt, die Dienste der Datenbank stoppt. Anschließend werden, zur Sicherung der ISAM-Datenbank, entsprechende Datenbank-Dateien kopiert. Soll die Oracle SQL-Datenbank gesichert werden, so wird ein Dump, also ein Abbild der aktuellen Datenbank, erstellt und gesichert. Auch hier erwirkt das Ausführen einer Batch-Datei, dass die Datenbank-Dienste zuerst angehalten und nach dem Sicherungsvorgang wieder gestartet werden. Während die Dienste gestoppt sind, kann nicht auf die Datenbank zugegriffen, also das AIS auch nicht verwendet werden.

Ein aufwendigeres Backup-Konzept kann durch Einsatz eines Network Attached Storage (NAS) in Verbindung mit der Software ShadowProtect™ des Herstellers StorageCraft™ und einem Backupserver realisiert werden. Die Software verfügt über Funktionen zum Erstellen von Datensicherungen und zur schnellen Systemwiederherstellung. Da ShadowProtect™ in der Lage ist, inkrementelle Sicherungen zu erstellen, können in geringen Zeitabständen während des Betriebs Systemsicherungen angefertigt werden. Somit wird garantiert, dass das Backup dem aktuellen Stand der Daten auf dem Server nahezu entspricht. Bei den von ShadowProtect™ erstellten Backups handelt es sich um Images, also komplette Datenträgerabbilder inklusive Betriebssystemdateien etc. Ein solches Image kann auf fremder Hardware mittels dort installierter Virtualisierungssoftware direkt gestartet werden.[191] Damit kann ShadowProtect™ einen wichtigen Bestandteil des IT Service Continuity Management (ITSCM) darstellen, das zu den ITIL-Prozessen (IT Infrastructure Library) gehört.[192]

---

[191] Vgl. StorageCraft Technology Corporation. StorageCraft ShadowProtect 4 Server [Online im Internet].

[192] Vgl. IT Process Maps GbR, (2011) [Online im Internet].

Als Speichermedium bietet sich hier ein NAS an, da die Daten somit physikalisch vom Server entfernt gespeichert werden und vom gesamten Netzwerk aus zugreifbar sind. Außerdem ist der Backup-Server in der Lage, die auf dem NAS gespeicherten Abbilder der Daten in periodischen Zeitabständen auf Bandspeicher zu übertragen, die zur dauerhaften Speicherung von Informationen geeignet sind.

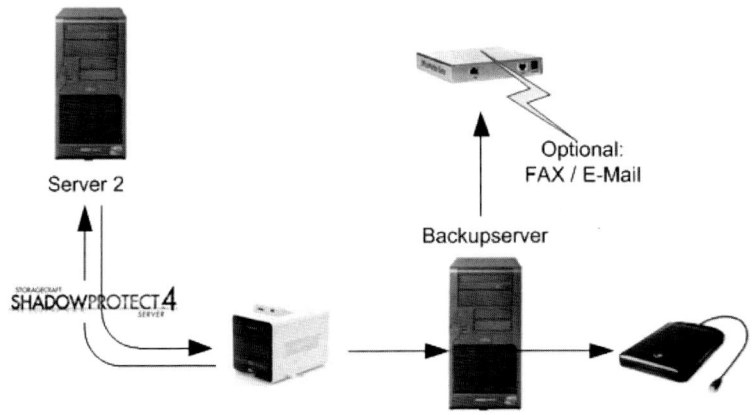

Abb. 21 - Backup-Konzept mit NAS (Darstellung von BWG)

Hierbei handelt es sich um ein ausgereiftes Konzept, das eine zuverlässige Speicherung von Daten, eine leistungsfähige Versionsverwaltung und Mechanismen zum zügigen Wiederherstellen früherer Datenbestände gewährleistet. Allerdings muss darauf hingewiesen werden, dass hier neben den Kosten für die Software auch Ausgaben für den separaten Backupserver und das NAS-System entstehen.

4.3 Arztinformationssysteme (AIS)

Das Kernstück einer heutigen Arztpraxis bildet aus IT-Sicht das AIS. Hierbei handelt es sich um eine Software, die den Arzt und seinen MFA bei sämtlichen Abläufen im Rahmen der Verwaltung und Organisation der Praxis sowie der eigentlichen ärztlichen Tätigkeit unterstützt.

Im Rahmen einer jährlich veröffentlichen Installationsstatistik wertet die KBV die Marktanteile der verschiedenen AIS-Anbieter aus. In dieser Statistik zeigt sich ein recht heterogener

Markt mit insgesamt 173 verschiedenen Lösungen bei einer Gesamtzahl von 117 453 Installationen. Die drei im Marktanteil führenden Systeme setzen sich etwas vom restlichen Markt ab. Bei diesen AIS handelt es sich um MEDISTAR der MEDISTAR Praxiscomputer GmbH (Marktanteil 12,33 Prozent), um TurboMed der TurboMed EDV GmbH (Marktanteil 11,43 Prozent) und um MCS-ISYNET der medatiXX Medizinische Informationssysteme GmbH & Co. KG (7,72 Prozent).[193]

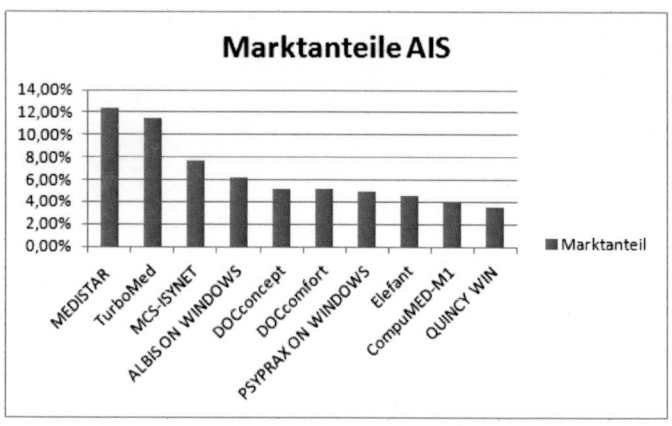

Abb. 22 - Marktanteile AIS in Prozent (eigene Darstellung)

Der Markt für AIS wird im Wesentlichen von zwei großen Anbietern beherrscht, der CompuGROUP Medical Arztsysteme GmbH & Co. KG und der medatiXX Medizinische Informationssysteme GmbH & Co. KG. Diese beiden Unternehmen decken mit ihren verschiedenen Produkten etwa 82 Prozent des Marktes ab; der restliche Markt ist sehr stark segmentiert und unterteilt sich in mehrere kleine Anbieter oder sogar Individuallösungen.[194] Die führenden Produkte der CompuGROUP Medical sind MEDISTAR, TurboMed und ALBIS, während medatiXX die größte Verbreitung mit den Produkten Isynet, DOCconcept oder DOCcomfort erzielt.

Aufgrund des großen Leistungsumfangs der verschiedenen Systeme und dem Mangel an vergleichenden Studien kann der Funktionsumfang zwischen den einzelnen AIS nur sehr schwer abgegrenzt werden. Einzelne Statistiken der KBV über die Nutzung bei verschiedenen Arzt-

---

[193] Vgl. Kassenärztliche Bundesvereinigung (KBV), (2010) [Online im Internet].

[194] Vgl. Kassenärztliche Bundesvereinigung (KBV), (2011) [Online im Internet].

Marktanteile AIS-Anbieter

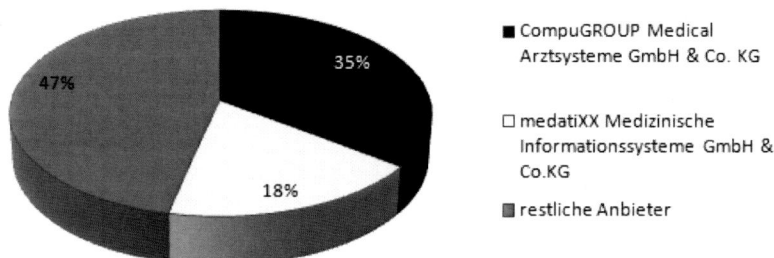

■ CompuGROUP Medical
Arztsysteme GmbH & Co. KG

☐ medatiXX Medizinische
Informationssysteme GmbH &
Co.KG

▨ restliche Anbieter

Abb. 23 - Marktanteile AIS-Anbieter in Prozent (eigene Darstellung)

gruppen zeigen allerdings, dass sich im Bereich der Allgemeinmediziner TurboMed als Produkt mit dem größten Marktanteil erweist, gefolgt von MEDISTAR, das sich bei den Fachärzten größerer Beliebtheit erfreut.[195] Dies legt den Schluss nahe, dass MEDISTAR mit der größten Vielfalt bzw. den qualitativ hochwertigsten Facharzt-Modulen ausgestattet ist. Während MEDISTAR auf der Internetpräsenz mit 29 Facharztlösungen für die verschiedensten Fachbereiche wirbt,[196] finden sich auf der Internetpräsenz von TurboMed lediglich spezialisierte Lösungen für Augenärzte und Gynäkologen.[197] Durch die breite Abdeckung der Fachrichtungen bietet sich MEDISTAR zum Einsatz für Fachärzte besonders an. Im Folgenden konzentrieren sich die Ausführungen weitestgehend auf das marktführende Produkt MEDISTAR, das exemplarisch näher beschrieben wird.

Die AIS unterstützen den Arzt bei seiner gesamten Tätigkeit in der Praxis und verfügen dazu über eine Vielzahl von Modulen. Um den individuellen Bedürfnissen in verschiedenen Praxen

---

[195] Vgl. Kassenärztliche Bundesvereinigung (KBV), (2011) [Online im Internet].

[196] Vgl. MEDISTAR Praxiscomputer GmbH. Übersicht über die MEDISTAR-Facharztlösungen [Online im Internet].

[197] Vgl. TURBOMED EDV GmbH. TURBOMED-Facharzt – die neue Facharzt-Dokumentation [Online im Internet].

gerecht zu werden, ist es möglich, den Funktionsumfang eines erworbenen MEDISTAR-Systems stark zu variieren. Neben den Standardmodulen, die für die Nutzung von MEDISTAR notwendig sind, können Expertmodule, Zusatzmodule inkl. der Facharztdateien oder Plattform-Produkte zugekauft werden.

Im Rahmen der Standardmodule werden Nutzungslizenzen für das Produkt abhängig von der Anzahl der genutzten Arbeitsplätze erworben. Die Expertmodule schalten zusätzliche Funktionalitäten frei, die unabhängig von den medizinischen Prozessen die Praxisarbeit erleichtern können. Hierzu zählt beispielsweise ein elektronischer Terminkalender, ein Zugriffsrechte-Manager oder eine Medikamenten-Datenbank namens PharmaStar. Die Kosten für die Wartung der Expertmodule sind gedeckelt, sodass sich diese ab einer gewissen Anzahl erworbener Module nicht mehr weiter erhöhen, wenn zusätzliche Expertmodule zugekauft werden. Aus dem Bereich der Zusatzmodule können Geräteanbindungen, LDFÜ-Module (Labordatenfernübertragung) oder etwa das Hausbesuchs-Modul erworben werden. Außerdem werden hier Datenkonvertierungen von Fremdsystemen in MEDISTAR oder spezielle Facharztdateien für bestimmte Fachrichtungen zur Verfügung gestellt. Die Plattform-Produkte stehen für sämtliche AIS der CompuGroup wie MEDISTAR oder auch TurboMed zur Verfügung und umfassen etwa die eServices zur elektronischen Kommunikation mit dem Kunden, Patientenleitsysteme oder das ELAT-Modul zum Datenaustausch mit dem Labor.

Sämtliche Module verursachen einmalige Kosten durch die Anschaffung und zusätzlich monatliche Wartungskosten. Dafür werden den Kunden in regelmäßigen Abständen Software-Updates auf DVD per Post zugesandt. Auf Wunsch können Praxen sich auch für das Online-Update anmelden, wodurch der Bezug der Installationsdateien aus dem Internet ermöglicht wird. Die Installation müssen die Ärzte bzw. deren MFA selbstständig übernehmen. Auf Wunsch kann dies auch kostenpflichtig per Fernwartung durchgeführt werden.

Die Nutzungslizenzen für MEDISTAR gliedern sich in vier verschiedene Lizenzarten. Für die Einrichtung eines MEDISTAR-AIS muss zunächst die Basislizenz gekauft werden, die je nach Konfiguration bereits weitere andere Lizenzen beinhalten kann. Grundsätzlich muss pro abrechnendem Arzt eine Behandler-Lizenz erworben werden. Für jeden Client-PC innerhalb eines MEDISTAR-System ist der Kauf einer Arbeitsplatzlizenz notwendig. Umfasst eine Praxis verschiedene, miteinander vernetzte Standorte, wird der Kunde zum Kauf einer weiteren Standortlizenz verpflichtet.

Das MEDISTAR-AIS wurde als Client-Server-System konzipiert. Auf einem besonders leistungsfähigen Rechner im Netzwerk werden die Server-Komponenten installiert. Die derzeit aktuellen Systemvoraussetzungen fordern hier mindestens einen Dual-Core-Prozessor mit einer Rechenleistung von 1,6 GHz (Gigahertz), einen Arbeitsspeicher von 2 GB, mindestens 30 GB Festplattenspeicher für das AIS und eine Netzwerkkarte mit Datendurchsatz von 100 MBit. Zugelassene Betriebssysteme sind Microsoft Windows Server 2003 oder 2008 bzw. Windows XP SP 3 oder Windows 7. Die Mindestanforderungen an die Hardware der Client-Rechner, auch Workstation genannt, unterscheiden sich nur in der geringeren Anforderung an den Arbeitsspeicher (1 GB) und den Festplattenspeicher (10 GB). Dies wird dadurch begründet, dass nicht sämtliche Operationen auf dem Server durchgeführt werden, sondern beispielsweise die MOVIESTAR-Bildanzeige oder Komponenten der Medikamenten-Datenbank clientseitig betrieben werden und dort entsprechende Ressourcen beanspruchen.

Hinsichtlich der Konfiguration von Server und Netzwerk bestehen weitere Erfordernisse, wie z.B. eine genau festgelegte Festplattenpartitionierung, bestimmte Rechnernamen und Benutzerkonten sowie eine feste Vergabe der (privaten) IP-Adressen. Das Backend des AIS auf dem Server stellt seit etwa einem Jahr eine Oracle SQL-Datenbank dar. Zum heutigen Stand haben nur etwa 30 Prozent der Kunden von BWG ihr System auf diese Datenbank umstellen lassen. Noch nicht aktualisierte MEDISTAR-Versionen arbeiten mit einer (technisch veralteten) ISAM-Datenbank.[198]

Eine Internetanbindung für die Nutzung des MEDISTAR-Systems in der Grundkonfiguration ist in keiner Weise erforderlich, da keine Online-Dienste verwendet werden. Daher müssen in regelmäßigen Abständen Software-Updates oder neue Datenbestände beispielsweise für die Medikamenten-Datenbank PharmaStar über mobile Datenträger an die Kunden versendet und dort manuell eingespielt werden.

4.4   Realisierung einer papierlosen Praxis

Mit den heutigen IT-Konzepten besteht die Möglichkeit, eine Arztpraxis in einem gewissen Rahmen papierlos zu betreiben. In einem zukünftig durch die TI vernetzten Gesundheitswesen tauschen die Kommunikationspartner Dokumente elektronisch über das Internet aus. Sofern alle Akteure diese Form der Kommunikation unterstützen, besteht kein Bedarf mehr für

---

[198] Vgl. MEDISTAR Praxiscomputer GmbH, (2011) [Online im Internet].

das Ausdrucken und Vorhalten von Papierdokumenten. Elektronische Verordnungen und der elektronische Arztbrief können als Bestandteile des derzeitigen TI-Konzepts den Weg zur vollständig papierlosen Arztpraxis maßgeblich unterstützen.

4.4.1 Dokumentenverwaltungs- und Archivierungssysteme

Da momentan bei weitem nicht alle Kommunikationspartner einer Arztpraxis an das Internet angebunden sind, sei es aufgrund datenschutztechnischer Risiken, mangelnden Anreizes oder fehlender Möglichkeit zur rechtsverbindlichen Dokumentensignatur, findet die Kommunikation zwischen den Institutionen des Gesundheitswesens hauptsächlich über Brief oder Fax statt. Moderne AIS bieten Module an, mit denen diese Papierdokumente digitalisiert und dann elektronisch in die Patientendaten des AIS integriert werden können. Das AIS MEDISTAR beispielsweise liefert hierzu das Dokumentenverwaltungs- und -archivierungs-Modul MOVIESTAR.

Für einen Anwender des AIS MEDISTAR bietet sich das zugehörige MOVIESTAR-Modul durch die gute Integration in das bestehende System an. MOVIESTAR kann aus dem AIS heraus aufgerufen werden und ist in der Lage, vorliegende Dokumente einem bestimmten Patienten aus dem AIS zuzuordnen.

In den medizinischen Daten des Patienten werden entsprechend zugeordnete Dokumente eingefügt und können über einen Tastendruck im MOVIESTAR-System geöffnet und bearbeitet werden. Somit besteht die Möglichkeit, die elektronischen Patientenakten im AIS nicht nur mit Benutzereingaben, sondern auch integriert mit verschiedenartigen Dokumenten zu füllen.

Einige Arten von Dokumenten liegen bereits digital beim Arzt vor und können somit besonders komfortabel in das Dokumenten-Management-System (DMS) übernommen werden. Hierzu zählen E-Mails oder sonstige, auf dem PC gespeicherte Dokumente wie z.B. selbst verfasste Arztbriefe.

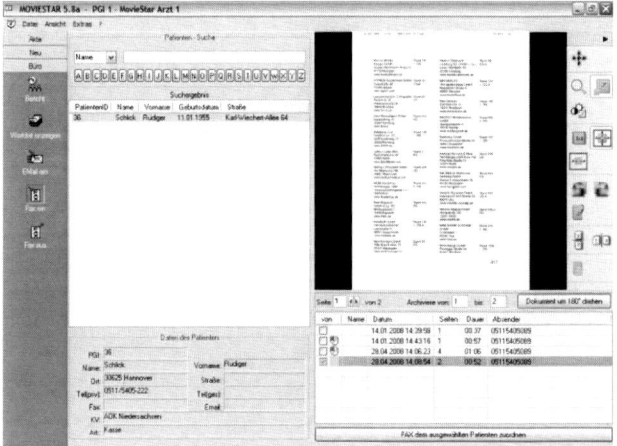

Abb. 24 - Screenshot MOVIESTAR Patientenzuordnung[199]

Auch Bilddokumente, die von medizinischen Geräten aufgenommen wurden, wie beispielsweise Röntgenbilder, können in der Regel über entsprechende Schnittstellen direkt eingebunden werden. Empfängt die Praxis Faxe über eine in den PC verbaute ISDN-Karte, so liegen
diese auch direkt in digitaler Form vor und können problemlos integriert werden. Als Alternative zur ISDN-Karte bieten viele Mailprovider indes auch Fax-to-Mail-Services an, die eingehende Faxe in den E-Mail-Eingang des Benutzers zustellen und den ISDN-Anschluss obsolet
werden lassen.

Schwieriger gestaltet sich die Digitalisierung beim Faxempfang über eigens dafür vorgesehen
Faxgeräte. Da hier eingehende Faxe zumeist direkt ausgedruckt werden, sind keine Integrati-
onsmöglichkeiten mit dem PC vorgesehen. Genauso wie bei empfangenen Briefen bleibt nur
die Möglichkeit des Einscannens der Dokumente, um diese in das DMS einzufügen. Durch
den Einsatz eines schnellen, komfortabel zu bedienenden Scanners kann hier Arbeitszeit eingespart werden. Allerdings bieten moderne Telefonanlagen sogar die Möglichkeit, Faxe
grundsätzlich am PC zu empfangen, aber trotzdem noch ein externes Faxgerät einzusetzen,
das Faxe versendet oder entgegennimmt, sofern der PC dies nicht getan hat.

---

[199] Vgl. MEDISTAR Praxiscomputer GmbH. MOVIESTAR - Das Bild- und Dokumenten-Management-System
[Online im Internet].

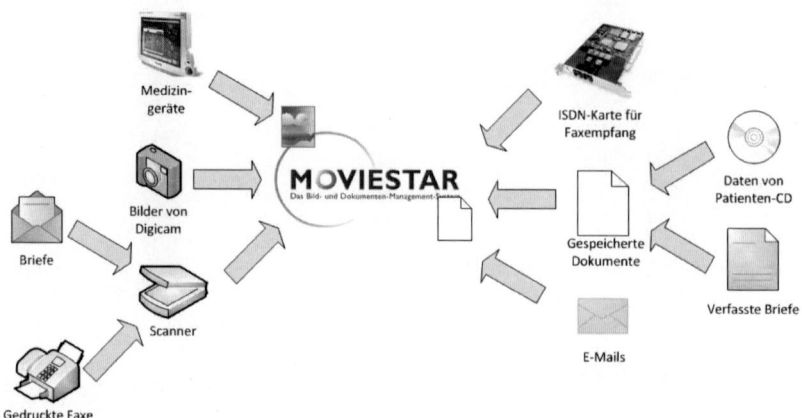

Abb. 25 - MOVIESTAR: Datenquellen (eigene Darstellung)[200]

DMS-Module wie MOVIESTAR sind bei den führenden Herstellern von AIS in aller Regel verfügbar. Der Betrieb einer papierlosen, multimedialen Karteikarte stellt also unter Einsatz entsprechender Software und bei vorhandenem Willen der entsprechenden Verantwortlichen kein unlösbares Problem dar.

4.4.2 Blankoformularbedruckung (BFB)

Abgesehen von Patientenakten bilden verschiedenartige Formularvordrucke einen wesentlichen Teil des Papierbestands in der Arztpraxis. Die Vereinbarung über Vordrucke für die vertragsärztliche Versorgung nennt im derzeit aktuellen Stand vom 10. Juni 2011 weit über 50 verschiedene Formulare, die im Rahmen der vertragsärztlichen Arbeit benötigt werden.[201] Die Bevorratung dieser Vordrucke verursacht einen hohen Platzbedarf sowie einen nicht unerheblichen organisatorischen Aufwand. Die Notwendigkeit hierfür ist allerdings seit Einführung der Blankoformularbedruckung (BFB) im Jahr 2003[202] nicht mehr gegeben.

---

[200] Die Abbildung enthält Grafiken, die unter den folgenden URLs am 21. Januar 2012 abgerufen wurden:
http://www.inneo.de/fileadmin/inneo/user-reports/philips-medical-cocreate-anwenderbericht-02.jpg und
http://pbx-manager.de/images/avm_c2.gif.

[201] Vgl. Vereinbarung über Vordrucke für die vertragsärztliche Versorgung, (2011).

[202] Vgl. Kassenärztliche Bundesvereinigung (KBV), (2009) [Online im Internet].

Die Vordruck-Vereinbarung BFB sieht dabei vor, dass es Ärzten freigestellt ist, ob sie Formulare mittels eines Laserdruckers auf Spezialpapier drucken oder konventionelle Formulare mit einem Nadeldrucker bedrucken.[203] Arztpraxen müssen sich für die BFB bei der zuständigen KV anmelden und zugelassen werden. Hierzu ist insbesondere der Nachweis wichtig, dass sie über ein für den Druck auf Spezialpapier zertifiziertes AIS verfügen. Ein Bericht des Ärzteblattes aus dem Jahr 2009 erwähnt, dass die führenden AIS, mit einer geschätzten Marktabdeckung von über 80 Prozent, für die BFB allesamt zertifiziert sind.[204]

Die Bedruckung erfolgt bei diesem Verfahren auf Spezialpapier, das aus Gründen der Fälschungssicherheit über ein Wasserzeichen verfügt und von den KV kostenlos in den benötigten Formaten DIN A4 und DIN A5 zur Verfügung gestellt wird. Ausgenommen von der BFB wurde lediglich das Formular für das kassenärztliche Rezept.[205] Hier müssen also die konventionellen Formularvordrucke weiterhin vorgehalten werden. Allerdings können Laserdrucker, die über mehrere abschließbare Papiereinzugsschächte verfügen, auch für den Druck von Rezeptformularen eingesetzt werden. Insgesamt müssen dann lediglich das Spezialpapier in den Formaten DIN A4 und DIN A5 sowie Rezeptvordrucke bevorratet werden.

Neben den Vorteilen bei der Papierbevorratung nennt die KV Nordrhein weitere Vorteile der BFB: Die geräuschintensiven, technisch veralteten und inzwischen kaum noch erhältlichen Nadeldrucker können ersetzt werden. Das lästige und zeitaufwendige Einlegen der Vordrucke durch die MFA entfällt. Mit den Updates der zertifizierten AIS können Änderungen an den Formularen schnell umgesetzt werden, ohne dass der Arzt neue Vordrucke bestellen und alte vernichten muss. Außerdem werden bei der BFB die Versichertendaten in einen 2D-Barcode codiert aufgedruckt, sodass ein schnelles maschinelles Auslesen dieser Daten möglich wird, was ebenfalls zu Zeitersparnissen führt.[206]

Ein Artikel der Ärzte Zeitung aus dem Jahr 2008 berichtete von den Erfahrungen einer Praxis, die auf das BFB-Verfahren umgestellt hat und damit sehr zufrieden ist. Die Anschaffungskosten für die Laserdrucker haben sich durch die enorme Zeitersparnis schnell amortisiert. Trotz-

---

[203] Vgl. Vereinbarung über den Einsatz des Blankoformularbedruckungs-Verfahrens zur Herstellung und Bedruckung von Vordrucken für die vertragsärztliche Versorgung, (2011), Abschnitt 1.1.3.

[204] Vgl. Beneker, (2008).

[205] Vgl. Kassenärztliche Vereinigung Nordrhein, (2011), S. 2 [Online im Internet].

[206] Vgl. Kassenärztliche Vereinigung Nordrhein, (2011) [Online im Internet].

dem nutzen laut Aussage der KV Nordrhein Stand 2008 nur etwa 10 Prozent der Ärzte die BFB.[207]

Die unverbindliche Preisempfehlung für den konventionellen Nadeldrucker MICROLINE 3390 der Firma OKI liegt momentan bei 617,61 €.[208] Ein für BFB geeigneter S/W-Laserdrucker des Anbieters Brother mit drei abschließbaren Papiereinzugsfächern namens HL-5380DN Praxis wird mit einer unverbindlichen Preisempfehlung von 915,11 € benannt.[209] Der Preisunterschied von knapp 300 € erscheint angesichts der zeitlichen Einsparungspotenziale als tragbar.

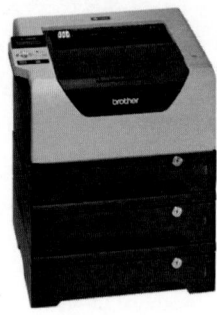

Abb. 26 - BFB-geeigneter Laserdrucker Brother HL-5380DN Praxis[210]

Eine Abschätzung der variablen Kosten pro Seite (Kaufpreis nicht eingerechnet) bei den zuvor genannten Druckern kommt zu dem Ergebnis, dass die Kosten für Verbrauchsmaterial beim Nadeldrucker (Farbband und Druckkopf) etwa 0,62 Cent betragen. Beim Laserdrucker belaufen sich die entsprechenden Kosten auf circa 2,1 Cent und sind damit dreimal so hoch.[211] Wie in Kapitel 2.3.2 beschrieben, druckt eine Arztpraxis jährlich circa 4500 Verordnungen. Wenn etwa so viele andere Formulare wie Verordnungen bedruckt werden (insgesamt 10 000 Blatt jährlich), ergäben sich bei Einsatz eines Laserdruckers um 138 € höhere Druckkosten.

---

[207] Vgl. Beneker, (2008).

[208] Vgl. OKI. OKI MICROLINE 3390. Technische Daten [Online im Internet].

[209] Vgl. brother. Brother HL-5380DN Praxis. Professioneller High-Speed Netzwerk-Laserdrucker [Online im Internet].

[210] Vgl. brother. Brother HL-5380DN Praxis. Professioneller High-Speed Netzwerk-Laserdrucker [Online im Internet].

[211] Basis: eigener Druckkostenvergleich, siehe Anlage A.

Der Hersteller Kyocera, dessen Drucker im Praxisumfeld oftmals Verwendung finden, benennt die Druckkosten pro Seite mit 0,6 Cent für sein Laserdrucker-Modell FS-3920DN bei einem Druckaufkommen von 12 000 Blatt jährlich und einem Betrachtungszeitraum von fünf Jahren. Hierbei sind sogar die Anschaffungskosten eingerechnet.[212] Allerdings müsste das entsprechende Druckermodell noch um Papierschächte erweitert werden, um optimal für den BFB eingesetzt zu werden. Der Kostennachteil gegenüber dem oben genannten Nadeldrucker wäre bei der Marke OKI marginal.

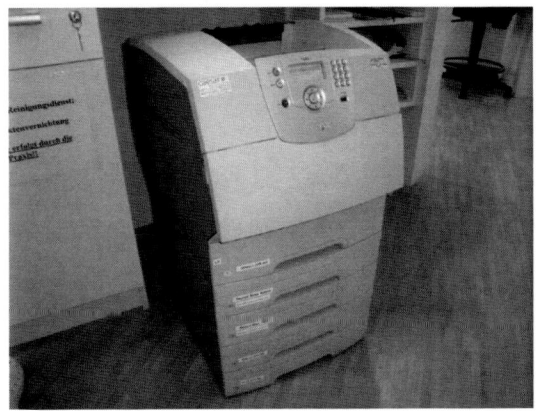

Abb. 27 - Mehrschachtdrucker im Einsatz an der Anmeldung (MVZ, eigene Aufnahme)

Es ist zu bedenken, dass sich bei Nutzung des BFB-Verfahrens die Prozesse in der Arztpraxis maßgeblich verändern können. Es müssen keine unterschiedlichen Drucker für Formulare und Briefe vorgesehen werden. Die Formularvordrucke, die bisher in der Nähe jedes Nadeldruckers aufbewahrt wurden, brauchen nicht mehr bevorratet zu werden. Die MFA können Druckaufträge direkt ausführen, ohne darauf warten zu müssen, dass der richtige Vordruck zuvor eingelegt wurde. Zusätzlich ist davon auszugehen, dass bei weiterer Einführung der TI Rezepte gar nicht mehr gedruckt werden und somit kein Papiereinzugsfach für selbige benötigt wird. Insgesamt unterstützt das BFB die Praxis bei einer zeiteffizienten Abwicklung ihrer Prozesse und bietet neue Gestaltungsspielräume, beispielsweise durch die vermiedene Platzverschwendung durch Bevorratung. Die Effizienzsteigerungen, die hierdurch entstehen, wei-

---

[212] Der Druckkostenvergleich wurde mit dem unter folgender URL am 15.Januar 2012 abrufbaren Druckkostenrechner der Firma Kyocera durchgeführt: http://www.economycheck.ch/PEC/DE/main.html. Das Ergebnis des Druckkostenvergleichs unter Einbeziehung der hier genannten Modelle ist als Anlage A anhängig.

sen das Potenzial auf, letztlich mehr Geld einzusparen als zur Deckung der höheren Druck-kosten ausgegeben werden muss.

4.4.3 Arzt-zu-Arzt-Kommunikation

Ein wesentlicher Teil des Papieraufkommens wird dadurch generiert, dass Ärzte untereinan-der papiergebunden, über Briefe oder Faxe, kommunizieren. Die TI sieht den Online-Versand von elektronischen Arztbriefen für die Zukunft vor, bereits heutzutage existieren aber Lösun-gen der KV, die einen papierlosen Austausch von Informationen zwischen Leistungserbrin-gern ermöglichen.

Die KBV wirbt auf ihrer Internetpräsenz mit drei unterschiedlichen Wegen der Online-Anbindung an ihre Netzwerke, namentlich dem KV-SafeNet, KV-FlexNet und dem KV-WebNet.[213] Diese Systeme ermöglichen keinen sicheren Internetzugang, sondern bieten ledig-lich eine Form des Zugangs zu einem proprietären Netzwerk der KV zur Nutzung derer Dienste an. Zu diesen Diensten gehört beispielsweise der Austausch von Informationen über das KV-SafeNet zwischen unterschiedlichen Leistungserbringern, die Zugang zu diesem Netzwerk haben. Damit ist klar, dass eine Mitgliedschaft im KV-SafeNet nur dann an Attrak-tivität gewinnt, wenn sich bereits viele Leistungserbringer, mit denen kommuniziert werden soll, in jenem Netz befinden.

Beim KV-SafeNet handelt es sich um eine Möglichkeit, Dienste der KV von jedem PC der Praxis aus in Anspruch zu nehmen. Diese PCs müssen nicht vom AIS getrennt sein, da es sich laut KBV um eine Technologie handelt, die größtmögliche Sicherheit gewährleistet, sodass diese sogar von Landesdatenschützern zur Kommunikation sensibler Daten empfohlen wird. Rein technisch erfordert der Zugang zum KV-SafeNet das Vorhandensein eines zertifizierten VPN-Routers.[214] Dieser baut einen VPN-Tunnel zu einem fest definierten Endpunkt auf, bei dem es sich um das Rechenzentrum (RZ) der KV handelt.[215] Dieser VPN-Router wird von Providern angeboten, die speziell hierfür seitens der KBV zertifiziert wurden. Als Zugangs-

---

[213] Vgl. Kassenärztliche Bundesvereinigung (KBV), (2010) [Online im Internet].

[214] Vgl. Kassenärztliche Bundesvereinigung (KBV), (2010) [Online im Internet].

[215] Vgl. Kassenärztliche Bundesvereinigung (KBV), (2010) [Online im Internet].

client zum KV-SafeNet nutzt das AIS MEDISTAR das Produkt telemed[216], das laut aktueller Statistik der KVB die Marktführerschaft innehat.[217]

Als Alternative bzw. Ergänzung zum KV-SafeNet wird seitens der KBV das KV-FlexNet beworben, das nicht mit einem VPN-Router, sondern einer Software-VPN-Lösung arbeitet. Damit kann von jedem beliebigen PC, der sich im Internet befindet, also auch von einem Heimarbeitsplatz ausgehend auf Dienste des KV-Netzwerks zugegriffen werden. Hier wird allerdings empfohlen, den PC mit KV-FlexNet-Zugang strikt vom AIS bzw. PCs des Praxis-Intranets zu trennen.[218]

Die dritte Alternative stellt das KV-WebNet dar. Teilnehmer in diesem Netzwerk können sich bei einer bestimmten Internetseite authentifizieren und damit auf ein geringes Repertoire an Diensten zurückgreifen. Da die Arzt-zu-Arzt-Kommunikation hier nicht zu den nutzbaren Services gehört[219], liefert die Verwendung des KV-WebNet keinen Beitrag zur papierlosen Arzt-zu-Arzt-Kommunikation und wird deshalb nicht näher beschrieben.

4.5 Labordatenübertragung

Bereits in einer technischen Richtlinie aus dem Jahre 2005 weist die KBV darauf hin, dass die Datenübermittlung zwischen Arztpraxen und Laborgemeinschaften in elektronischer Form über das standardisierte LDT-Datenformat (Labordatenträger) erfolgen soll.[220] Dieses Datenformat wurde von der KBV selbst spezifiziert.

Nach der Laborreform aus dem Jahre 2008 sind Labore aufgefordert, Leistungen, die sie im Auftrag von Vertragsärzten erbracht haben, direkt mit der zuständigen KV abzurechnen. Der Arzt ist dann nicht mehr für die Abrechnung der Laborleistungen gegenüber der KV zuständig. Dieses Verfahren sollte für die KV mehr Transparenz schaffen und unlautere Vereinbarungen zwischen Laboratorien und Ärzten bei Beauftragung und Abrechnung von Leistungen verhindern.[221]

---

[216] Vgl. MEDISTAR Praxiscomputer GmbH, (2009) [Online im Internet].

[217] Vgl. Kassenärztliche Bundesvereinigung (KBV), (2011) [Online im Internet].

[218] Vgl. Kassenärztliche Bundesvereinigung (KBV), (2010) [Online im Internet].

[219] Vgl. Kassenärztliche Bundesvereinigung (KBV), (2010) [Online im Internet].

[220] Vgl. Kassenärztliche Bundesvereinigung (KBV), (2005) [Online im Internet].

[221] Vgl. Ackermann, Klartext. Mehr Transparenz durch Direktabrechnung, (2008) [Online im Internet].

Auf Seite der Labore werden – ähnlich wie bei Arztpraxen – sogenannte Laborinformations-systeme (LIS) eingesetzt. Laut Expertenaussage sind hier derzeit die Produkte Molis von Vision4health, vianova Labor von MCS und Lab-Com von CoMed weit verbreitet.[222]

Der Prozess zur Anfrage von Laboruntersuchungen und die Befundübermittlung bilden einen standardisierten Kommunikationsablauf zwischen AIS und LIS. Im Rahmen der Anforderung einer Laboruntersuchung spricht man vom Order-Entry-Prozess. Das Gegenstück hierzu stellt die Befundübermittlung dar, durch die dem Arzt die Befunddaten zugänglich gemacht werden. Die Ansicht der Befunddaten durch den Arzt im LIS quasi in Echtzeit wird beim Produkt Molis Channel auch Result-Report-Prozess genannt.

Die Existenz eines standardisierten, einheitlichen Datenformats und das häufige Vorkommen dieses Kommunikationsablaufs legt die Vermutung nahe, dass der Prozess hochgradig integriert und automatisiert ablaufen kann. Die Realität stellt sich jedoch nach Auskunft von Björn Sand, IT-Leiter des Aesculabor Karlsruhe, anders dar: In 80 Prozent der Fälle erfolgt die Rückübermittlung der Befunde via DFÜ-Verbindung (analoges Modem) und muss im AIS manuell angestoßen werden.

Auch der Order-Entry-Prozess erfolgt in der Regel nicht automatisiert. Zwar gibt es Bemühungen um einen automatisierten Ablauf, allerdings sind diese sowohl technischen als auch organisatorischen Schwierigkeiten ausgesetzt: Da die KV Baden-Württemberg von den Laboren die Vorhaltung von Anforderungsscheinen für die Abrechnung verlangt, müssen die Arztpraxen, selbst wenn sie den Order-Entry-Prozess online abgewickelt haben, die entsprechenden Anforderungsformulare an das Labor übersenden. Somit entsteht auf Seite der Arztpraxen kein Mehrwert durch die Online-Übermittlung, weshalb der Einsatz eines solchen Verfahrens nicht lohnenswert erscheint.

Technisch gesehen besteht die Schwierigkeit in der Integration von AIS und LIS, da die AIS in der Regel nicht im Sinne moderner Systeme serviceorientiert, sondern als monolithische Server-Software gestaltet sind und es derzeit kein LIS gibt, das funktionsfähig webbasiert mit einer SOA arbeitet. Dadurch wird die Installation einer Schnittstellen-Software auf dem Client-PC, auf dem das AIS läuft, notwendig. Dies erhöht den Konfigurationsaufwand und

---

[222] Die Informationen in diesem Kapitel wurden maßgeblich gewonnen aus Gesprächen mit Herrn Björn Sand, IT-Leiter beim Aesculabor Karlsruhe.

bedeutet einen Eingriff in das System des Arztes. Eine zusätzliche Schwierigkeit entsteht dadurch, dass nur eine begrenzte Anzahl von Praxen über einen Internetzugang verfügen.

Die Erfahrungen von Herrn Sand besagen, dass bei Integration des LIS Molis Channel mit dem AIS TurboMed, bei dem es sich um das AIS mit dem zweitgrößten Marktanteil handelt, mehrere Schnittstellen-Komponenten installiert bzw. konfiguriert werden müssen. Diese Schnittstellen haben eine hohe Komplexität, weshalb es mitunter zu Fehlern in den LDT-Daten kommt.

Zwar verfügen die gängigen AIS wie TurboMed oder MEDISTAR über eine LDT-Zertifizierung und über die Möglichkeit Befunde von Laboren abzurufen, allerdings geschah dies bisher unter Einsatz proprietärer System-Module, bei MEDISTAR beispielsweise das Labordatenfernübertragungs-Modul unter Nutzung des Telefonnetzes.[223]

Momentan scheint das sogenannte ELAT-System der Firma mediaface gute Aussichten zu haben, sich als Standard zu etablieren. Die ELAT-Software unterstützt den Order-Entry-Prozess auf AIS- und LIS-Seite. Sowohl TurboMed als auch MEDISTAR bieten ein entsprechendes ELAT-Modul in ihrem AIS bereits an. Dabei wirbt MEDISTAR mit einer „optimale[n] Zusammenarbeit"[224] zwischen ELAT und dem AIS. Sollten sich weitere AIS-Anbieter zur Implementierung der Software-Komponente entscheiden und auch die LIS-Anbieter mehrheitlich das ELAT-System einsetzen, könnte sich hier ein Standard etablieren.

Es ist davon auszugehen, dass in einem vernetzten Gesundheitswesen mit der TI zunehmendes Interesse an einem automatisierten Order-Entry- bzw. Befundübermittlungs-Prozess entsteht. Eine Online-Anbindung wird zur Pflicht für Arztpraxen; Sicherheitsbedenken können durch notwendige IT-Lösungen oder durch Verwendung der gesicherten Netzwerke der TI ausgeräumt werden. Ein standardisiertes Verfahren wird sich voraussichtlich auf dem stark segmentierten Markt gegen proprietäre Entwürfe durchsetzen.

---

[223] Vgl. MEDISTAR Praxiscomputer GmbH. Labordatenfernübertragung - Übertragen Sie Ihre Laborergebnisse auf Knopfdruck [Online im Internet].

[224] MEDISTAR Praxiscomputer GmbH. MEDISTAR ELAT. Anwenderbericht [Online im Internet].

4.6   Online-Anbindung

Spätestens mit Beginn der Online-Phase der TI werden alle Arztpraxen über eine Internetverbindung verfügen müssen, um Fachanwendungen der TI nutzen zu können. Bereits heutzutage sind viele Praxen auf das Internet angewiesen, um mit anderen Institutionen, wie z.B. Laboren bei der Befundübermittlung oder KV beim Abrechnungsprozess, digital in Verbindung zu treten.

In einem Zeitalter wachsender Internetkriminalität stehen für Unternehmen beim Gang ins Internet häufig Sicherheitsbedenken entgegen. Insbesondere Arztpraxen unterliegen durch die ärztliche Schweigepflicht besonderen Auflagen. Eine Empfehlung der Bundesärztekammer aus dem Jahr 2008 liefert genaue Vorgaben, wie mit der Internetanbindung umgegangen werden soll.[225]

Grundsätzlich wird dazu geraten, Rechner mit Patientendaten nie direkt mit dem Internet oder Intranet zu verbinden, damit ein nicht autorisierter Zugriff durch Angreifer auf Festplatten mit Patientendaten ausgeschlossen ist. Für die Verwendung des Internets soll ein dedizierter PC eingesetzt werden, auf dem Webbrowser genutzt werden können.[226]

Außerdem nennt Kapitel 3.1.5 des Empfehlungsschreibens zahlreiche weitere Anforderungen: Neben dem Einsatz von Virenscannern und Firewalls, die nur den Abruf der notwendigsten, als sicher erachteten Internetseiten ermöglichen, wird zur Verwendung von Proxy-Servern und VPN-Software zur Kommunikation im Intra- oder Internet geraten. Webbrowser sollten nur mit höchster Sicherheitsstufe und unter Verwendung der notwendigsten Browser-Plugins betrieben werden. Außerdem empfiehlt die Bundesärztekammer, eine dedizierte Hardware-Komponente einzusetzen, wie beispielsweise einen Router mit Firewall- und VPN-Funktionalität, falls entfernte PCs über das Internet zu einem Intranet verbunden werden sollen. Die Übertragung von Patientendaten muss hierbei grundsätzlich in verschlüsselter Form erfolgen. Die Sicherheitsanforderungen der Empfehlung gelten nur dann als erfüllt, wenn bei Übertragung mittels des IPsec-Protokolls mindestens eine AES-128Bit-Verschlüsselung genutzt wird.[227]

---

[225] Vgl. Bundesärztekammer & Kassenärztliche Bundesvereinigung, (2008).

[226] Vgl. Bundesärztekammer & Kassenärztliche Bundesvereinigung, (2008), S. 5.

[227] Vgl. Bundesärztekammer & Kassenärztliche Bundesvereinigung, (2008).

Zusammenfassend können die Anforderungen der Bundesärztekammer als recht restriktiv eingeschätzt werden und setzen auf eine Verbindung verschiedener, gängiger Sicherungsverfahren. Dabei erscheint besonders die Nutzung eines dedizierten, vom Intranet abgetrennten PCs mit Internetzugang als wenig sinnvoll und nicht mehr zeitgemäß, um die Prozesse in Arztpraxen zu optimieren. Somit könnten keine Fachdienste der TI, keine webbasierten Informationsportale für Ärzte oder etwa Online-Dienste des AIS effizient genutzt werden. Betriebssystem-Updates oder sicherheitsrelevante Aktualisierungen für Virenscanner müssten zentral heruntergeladen und dann über externe Datenträger in das Intranet eingebracht werden, um auch die darin betriebenen Rechner auf aktuellem Stand zu halten. Hierbei entstünden neuerlich Risiken durch möglicherweise verseuchte Datenträger.

Die Firma BWG versuchte mit der Konzeption einer Hardware-Komponente sämtliche Anforderungen umzusetzen und wirbt mit dem Slogan „Sicherheit für Ihr Netzwerk in einer Box". Bei dieser Box handelt es sich um eine Hardware-Firewall namens secureVD, welche in einer Standard- und in einer leistungsfähigeren Enterprise-Version verfügbar ist.[228] Das Produkt beinhaltet eine Firewall-Funktion mit Paketfilter sowie Intrusion Detection- bzw. -Prevention-Funktionalität und außerdem AntiSpam- sowie AntiVirus-Software. Zusätzlich kann auf der Firewall ein Proxy-Server für Web-, Mail- oder FTP-Anwendungen (File Transfer Protocol) betrieben werden. Des Weiteren ermöglicht secureVD Anwendern an externen Rechnern den Aufbau einer gesicherten VPN-Verbindung, um Zugang zum Intranet zu erlangen. Durch diese Möglichkeit der Verwendung der secureVD als VPN-Router kann das Gerät als Gegenstück für einen mobilen Arbeitsplatz mit VPN-Tunneling fungieren und eignet sich technisch zusätzlich als Hardware-Komponente für den Zugang zum KV-SafeNet. Zum derzeitigen Stand ist secureVD hierfür allerdings nicht zertifiziert.[229]

Aufgrund der Vielzahl an Ressourcen beanspruchenden Anwendungen, die auf der Firewall laufen und keine Verzögerungen für den Betrieb im Praxisnetz darstellen sollen, wurde mit einer 1,6 GHz-CPU und 3 GB RAM recht leistungsfähige Hardware verbaut. Um dennoch ein angemessenes Preisniveau für den Einsatz auch in kleineren Arztpraxen zu gewährleisten, werden lediglich preisgünstigere OpenSource-Technologien verwendet.

---

[228] Vgl. secureVD. Hardware für mehr Sicherheit im Internet [Online im Internet].

[229] Vgl. Kap. 4.4.3.

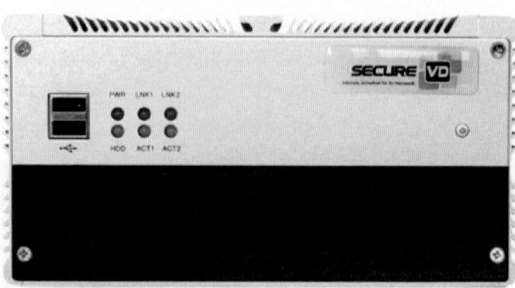

Abb. 28 - Foto secureVD in Standard-Edition (Aufnahme von BWG)

Der Proxy-Server erfüllt nicht nur die Funktion, eine Kommunikation zwischen Rechnern aus verschiedenen Netzwerken zu ermöglichen, sondern kann protokollspezifisch den Datenstrom zusammenhängend analysieren und gegebenenfalls gefährlichen Code identifizieren. Allerdings sind gängige Proxy-Server lediglich in der Lage übliche Webprotokolle wie das Hyper Text Transport Protocol (HTTP) oder FTP zu analysieren. Auf vielen Websites werden auch andere Elemente, wie z.B. Flash-Anwendungen, eingebaut, die nach Einbinden eines entsprechenden Browser-Plugins genutzt werden können. Versteckt sich nun schadhafter Code innerhalb der Flash-Anwendung, so kann dieser nicht von einem HTTP-Proxy entdeckt werden, da der Proxy-Server zwar Kenntnisse über das HTTP-Protokoll, aber nicht über den Aufbau von Flash-Anwendungen besitzt.

Diese Schwachstelle machen sich Internetkriminelle zunehmend zunutze, wie das Bundesamt für Sicherheit in der Informationstechnik (BSI) berichtet. Auf einigen als vertrauenswürdig erachteten Webseiten befinden sich Elemente, wie z.B. Werbebanner, die zu sogenannten Drive-by-Exploits führen. Ohne Zutun des Anwenders werden hier, beispielsweise Flash-Anwendungen, auf den Rechner heruntergeladen und können Schwachstellen im Browser, dessen Plug-ins oder im Betriebssystem nutzen, um den PC zu manipulieren.[230]

Um auch dieses Sicherheitsrisiko zu mindern, verfügt secureVD über eine sogenannte Grafische Firewall.

---

[230] Vgl. Bundesamt für Sicherheit in der Informationstechnik. Drive-by-Exploits [Online im Internet].

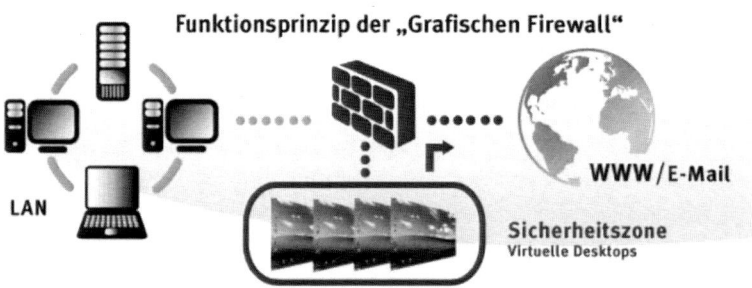

Abb. 29 - secureVD: Funktionsprinzip der Grafischen Firewall[231]

Die Firewall fungiert, wie in der Abbildung ersichtlich, als Verbindungsglied zwischen drei getrennten Netzwerken, nämlich dem Local Area Network (LAN) des Anwenders links (im hier betrachteten Fall ist dies das Praxisnetz), dem Internet rechts und zusätzlich über ein drittes Netz, bei dem es sich um eine demilitarisierte Zone (DMZ) handelt. Im bisher betrachteten Fall werden in dieser DMZ nur virtuelle PCs betrieben. Eine direkte Kommunikation zwischen den PCs in den unterschiedlichen Netzen ist nicht möglich, so dass alle Kommunikationsbeziehungen über die Firewall laufen müssen, die sämtliche Netze miteinander verbindet. Dadurch wird es der Firewall möglich, alle Datenströme zu prüfen und schadhaften Code oder unrechtmäßige Anfragen abzuwehren.

Sicherheitskritische Anwendungen wie Webbrowser oder Programme zum E-Mail-Empfang laufen auf den virtuellen Desktops in der DMZ. Diese virtuellen Rechner haben die Möglichkeit auf das Internet zuzugreifen, allerdings nur über die Firewall, sodass hier eine Abwehr vor gängigen Bedrohungen gewährleistet werden kann.

Zusätzlich haben die PCs im LAN Zugriff auf die virtuellen Desktops der DMZ, und zwar ebenfalls nur über die Firewall. Diese regelt, dass eine Kommunikation zwischen Praxisnetz und DMZ nur über das Remote Desktop Protocol (RDP) möglich ist. Dieses Protokoll wurde von der Firma Microsoft entwickelt und wird zu Fernwartungszwecken eingesetzt, um Desktops auf entfernten Rechnern anzuzeigen und zu steuern. Dazu läuft in der DMZ ein Terminalserver, der die Anfragen zur Fernsteuerung entgegennimmt. Alternativ zur Kommunikation via RDP unterstützt secureVD auch eine plattformunabhängige Virtual Network Computing-

---

[231] Vgl. secureVD. Virtualisierung [Online im Internet].

Lösung (VNC) unter Nutzung des Remote Framebuffer Protocol (RFP), was allerdings in der Praxis nur wenig Anwendung findet.

Somit verfügen Anwender an den PCs eines Praxisnetzes nicht über einen direkten Internet-zugriff, sondern steuern nur einen entfernten, virtuellen PC, der in einem getrennten, sicheren Netzwerk läuft und als solcher Zugang zum Internet hat. Sollte dieser virtuelle PC sich mit Schadsoftware infizieren, kann er keine PCs des Praxisnetzes „anstecken", da eine direkte Kommunikation zwischen den Netzwerken nicht erlaubt ist. Für den Benutzer bleibt es in der Anwendung weitestgehend verborgen, ob er gerade einen entfernten PC steuert oder mit dem eigenen PC arbeitet.

Mit der Realisierung einer grafischen Firewall folgt secureVD der Grundidee eines Remote-Controlled Browser System (ReCoBS), das vom BSI als Lösungskonzept für Gefahren durch Drive-by-Exploits genannt wird. Der Ansatz zur Abwehr von Bedrohungen beinhaltet, dass die aktiven Anwendungen in HTML-Seiten auf einem PC in der DMZ ausgeführt werden und über Terminaltechnologien nur grafische Inhalte von dort auf einen PC im LAN übertragen werden.[232]

Über eine Netzwerk-Schnittstelle an der secureVD können weitere physikalisch vorhandene PCs in die DMZ eingebunden werden. Da die Hardware performant genug ausgelegt ist, um VMs zu betreiben, handelt es sich hierbei allerdings um die in der Regel bevorzugte Variante gegenüber dem Einsatz physikalischer PCs. Dadurch fallen keine weiteren Anschaffungskos-ten für selbige an. Zusätzlich können VMs einfach in den Ausgangszustand zurückgesetzt werden, falls es tatsächlich zu einer Infizierung mit Schadsoftware gekommen ist.

Um die Anzahl der auf der Firewall betriebenen virtuellen Maschinen auch in größeren Pra-xisnetzwerken gering zu halten, wird die Software Thinstuff eingesetzt. Diese Software er-möglicht den Betrieb eines Terminalservers, sodass mehrere, entfernt betriebene Terminal-Clients an einem PC unabhängig voneinander arbeiten können, so als würden sie unterschied-liche PCs bedienen. Zusätzlich bietet Thinstuff die Möglichkeit, nur bestimmte Applikationen für die Nutzung im Terminalmodus freizuschalten.[233]

---

[232] Vgl. Bundesamt für Sicherheit in der Informationstechnik. Remote-Controlled Browsers System (ReCoBS). Grundlagen und Anforderungen [Online im Internet].

[233] Vgl. Thinstuff. Thinstuff XP/VS Terminal Server for Windows [Online im Internet].

Aus dem Internet heruntergeladene Dateien sollten auf den virtuellen Maschinen verbleiben, da nicht gewährleistet werden kann, dass diese nicht infiziert sind. Über entsprechende Anschlüsse an der Firewall können etwa Drucker oder USB-Sticks eingebunden und in die virtuelle Umgebung weitergereicht werden, sodass heruntergeladene Dateien sowohl bearbeitet als auch direkt gedruckt oder extern gespeichert werden können. Damit besteht kein Bedarf, diese möglicherweise schadhaften Dateien ins Praxisnetz zu übertragen.

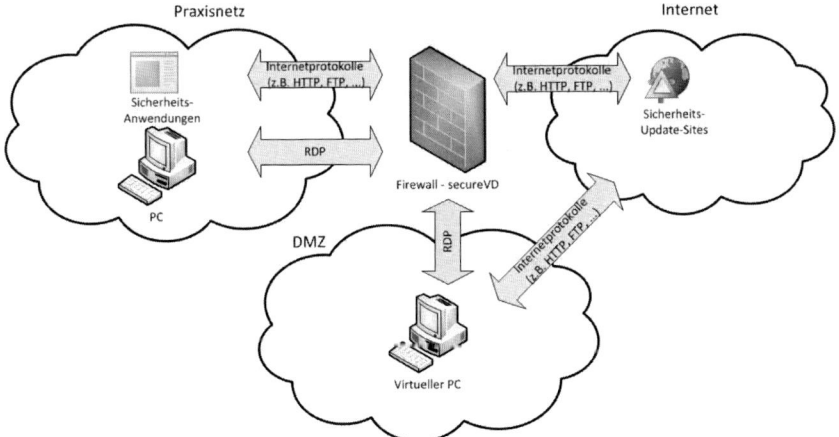

Abb. 30 - secureVD: Netze und Kommunikationsprotokolle (eigene Darstellung)

Um die Sicherheit des Systems dauerhaft zu gewährleisten, ist es von großer Wichtigkeit, dass sich die Betriebssysteme und AntiViren-Programme auf allen PCs des Praxisnetzwerks auf dem aktuellen Stand befinden. Dazu sind regelmäßige Updates notwendig. In der Realität wird die Firewall häufig dahingehend konfiguriert, dass dedizierte Sicherheitsanwendungen im Praxisnetz auf die Update-Seiten der entsprechenden Hersteller im Internet zugreifen und dort die notwendigen Dateien herunterladen können. Hierbei wird genau geregelt, dass nur sicherheitsrelevante Anwendungen auf die unbedingt benötigten Update-Webseiten zugreifen können. Da diese Webseiten als absolut vertrauenswürdig erachtet werden, besteht nur ein geringes, unvermeidbares Risiko, dass verseuchte Updates direkt ins Praxisnetz gelangen. Gemeinhin wird das Gefahrenpotenzial als weniger hoch erachtet, verglichen mit dem Risiko, das durch die Arbeit mit veralteten Software-Komponenten entsteht.

Da die Webbrowser auf virtuellen Maschinen laufen, kann das System nach einem erfolgreichen Angriff einfach zurückgesetzt werden. Dies kann über eine eigene Administrationsoberfläche der secureVD mit Monitoring-Funktion komfortabel durchgeführt werden. Die Arbeit mit einer VM ermöglicht das Erstellen von Snapshots, also kompletten Abbildern der VM während des Betriebs, zu einem bestimmten Zeitpunkt.[234]

Eine zusätzliche Netzwerkschnittstelle der Firewall bietet die Möglichkeit einen WLAN-AccessPoint in einer weiteren, abgetrennten DMZ zu betreiben. Dieses WLAN könnte derart konfiguriert werden, dass Nutzer zwar (falls gewünscht eingeschränkten) Zugriff auf das Internet haben, aber keinerlei Zugang zum internen Praxisnetzwerk erlangen. Durch den Einsatz eines Captive Portal kann erwirkt werden, dass Nutzer des Funknetzwerks zu einer bestimmten Webseite umgeleitet werden, bevor sie im Internet surfen können. Auf dieser Webseite ist dann eine personifizierte Anmeldung nötig. Diese personifizierten Zugänge können vom Administrator in der Firewall konfiguriert und eingerichtet werden. Somit benötigen Nutzer des Netzwerks nicht nur den Netzwerkschlüssel, um Zutritt zu erlangen, sondern noch zusätzlich eine eigene Anmeldekennung. Für den Betreiber des Netzwerks entsteht hier der Vorteil, dass er nachvollziehen kann, welcher Nutzer sich im Netzwerk befindet und welche Seiten er besucht hat.[235]

Denkbar ist der Einsatz dieses WLAN-Zugangs mit Captive Portal als Patientenservice. Bei Betreten der Praxis könnte der Patient ein Kärtchen mit individuellen Zugangsdaten erhalten und hätte dann die Möglichkeit, beispielsweise während er im Wartezimmer sitzt, mit seinem Mobilgerät (Tablet-PC, PDA) im Internet zu surfen.

Die secureVD bietet eine gut integrierte Komplettlösung, um einen hohen Sicherheitsstandard zu gewährleisten. Die Vorgabe eines völlig vom Netz getrennten, dedizierten Internet-PCs kann damit nicht erfüllt werden. Jedoch kommt man durch die Arbeit mit virtuellen PCs in einem abgetrennten Netzwerk der strikten Vorgabe sehr nahe und umgeht die Nachteile, die im Praxisalltag entstünden, wenn nur ein PC über Internetzugriff verfügte.

4.7   Mobiler Arbeitsplatz

Ein ärztlicher Hausbesuch kann nur auf effiziente Art und Weise durchgeführt werden, wenn sämtliche medizinische Daten des Patienten vorliegen. In einer papierlosen Praxis führt der

---

[234] Vgl. Ahnert, (2009), S. 643 ff.

[235] Vgl. Xia & Brustoloni, (2004), S. 3 ff. [Online im Internet].

Arzt die entsprechenden Informationen elektronisch mit. Dies kann mittels des MEDISTAR-Hausbesuchsmoduls realisiert werden, das die erforderlichen Patientendaten auf ein Notebook überträgt. Während des Hausbesuchs nimmt der Arzt Datenänderungen vor; nach Rückkehr in die Praxis werden die Datenbestände synchronisiert. Aufgrund der großen Datenmenge ist allerdings nur die Übertragung erforderlicher Patientendaten möglich. So muss der Arzt vor Verlassen der Praxis wissen, wen er besuchen möchte. Diese Schwachstelle, zusammen mit dem zusätzlichen Aufwand durch das häufige Synchronisieren der Datenbestände, bildete eine Ursache dafür, dass sich Hausbesuchslösungen nicht flächendeckend durchsetzten. Eine weitere Ursache war das Nichtvorhandensein von leicht zu transportierenden Mobilgeräten wie den heutigen Tablet-PCs.

Auch hier sei darauf hingewiesen, dass eine geeignete und komfortable Mensch-Maschine-Schnittstelle als essenziell für die Implementierung eines zeiteffizienten Konzeptes für einen mobilen Arbeitsplatz angesehen werden kann. Innovative Beispiele sind Multi-Touch-Displays von Tablet-PCs oder Spracherkennungssoftware, die menschliche Informationen in maschinell verwertbare Daten umwandeln.[236]

Um Aufwand bei der Datensynchronisation einzusparen, setzen moderne Konzepte auf den Fernzugriff der Praxisdaten. Dadurch müssen keine Informationen auf Mobilgeräte übertragen werden, sondern das Mobilgerät selbst stellt über das Internet eine Verbindung zum Praxisnetzwerk her und greift auf dort gespeicherte Patientendaten zu. Ermöglicht wird diese Technik durch den zunehmenden Ausbau von mobilem Internet. Heute besteht nahezu an jedem Ort die Möglichkeit, drahtlose Internetverbindungen über Mobilfunknetze aufzubauen. Durch den zunehmenden Ausbau der UMTS-Netze ist der mobile Internetzugang mittlerweile für Firmen beinahe obligatorisch geworden.[237] Laut Bundesnetzagentur hatten im Jahr 2010 zwischen 65 und 82 Prozent der deutschen Bürger an ihrem Standort Zugang zu UMTS-Netzen, was eine weitere Verbesserung der Verfügbarkeit gegenüber den Vorjahren darstellte.[238]

Um von einem entfernten Rechner eine Verbindung in ein Firmen-Intranet herzustellen, werden oftmals VPNs eingesetzt. Hierbei werden lediglich über öffentliche Netzwerke verbundene PCs oder ganze LANs zu virtuellen privaten Netzwerken verbunden. Es findet also eine

---

[236] Vgl. Kap. 2.3.6.

[237] Vgl. Statistisches Bundesamt Deutschland, (2008) [Online im Internet].

[238] Vgl. Bundesnetzagentur für Elektrizität, Gas, Telekommunikation, Post und Eisenbahnen Deutschland, (2011).

private Kommunikation wie in einem geschützten Intranet statt, allerdings unter Nutzung der Verbindung, die über das öffentliche Internet gegeben ist. Man spricht davon, dass eine VPN-Verbindung das Internet „tunnelt".[239]

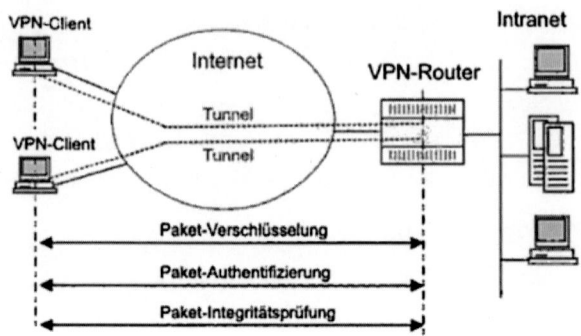

Abb. 31 - Schema VPN-Tunneling[240]

Zur Umsetzung dieses Verfahrens muss sowohl auf den VPN-Clients als auch auf dem VPN-Router, der die Schnittstelle zum Intranet bildet, eine geeignete Software installiert sein. Jene Software ist in der Lage, die entsprechenden Datenpakete für den Versand über das Internet ins Zielnetzwerk zu verpacken bzw. dort entsprechend auszupacken und intern an den Adressaten weiterzuleiten.

Aufgrund der Tatsache, dass die Datenpakete öffentliche Netze durchlaufen und auch der VPN-Router über einen Zugang zu öffentlichen Netzwerken verfügt, müssen Sicherheitsvorkehrungen getroffen werden, um einer Verfälschung der Daten vorzubeugen. So muss der VPN-Router nicht nur vor unerlaubtem Eindringen ins Intranet schützen sowie DoS-Angriffe abwehren, sondern auch Mechanismen zur Gewährleistung von Paket- und Benutzerauthentifizierung sowie Datenintegrität implementieren.[241] Hierzu ist beispielsweise der Einsatz des IPsec-Protokolls mit dedizierten Verschlüsselungsalgorithmen sinnvoll.

Eine moderne Lösung für Hausbesuche, die keine VPN-Technologie nutzt, stellt das nachfolgend vorgestellte System unter Verwendung des SSH-Protokolls (Secure Shell) dar. Das Pro-

---

[239] Vgl. Lipp, (2007), S. 17 ff.

[240] Vgl. Lipp, (2007), S. 50.

[241] Vgl. Lipp, (2007), S. 48 ff.

tokoll wurde ursprünglich als sichere Alternative zu Protokollen wie Telnet entworfen, die der Fernsteuerung entfernter Rechner dienen. Bei SSH erfolgt die Kopplung der Netzwerke im Gegensatz zu VPN auf Applikationsebene (siebte Schicht des Open Systems Interconnection-Modells (OSI)).[242] Standardmäßig wird zur Verschlüsselung das AES-Verfahren mit 128Bit verwendet, das von der Bundesärztekammer als ausreichend sicher zur Übertragung von medizinischen Daten erachtet wird.[243] Der Hersteller wirbt damit, dass die SSH-Lösung geringere Performance-Einbußen im Vergleich zu der VPN-SSL-Technologie verursacht.[244]

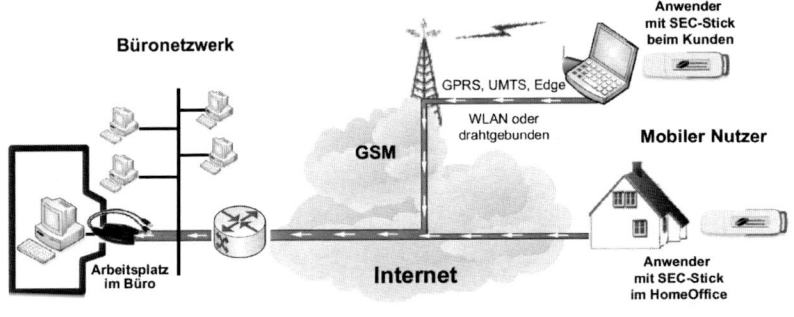

Verschlüsselte Übertragung Bildschirm, Maus, Tastatur

Abb. 32 - Funktionsprinzip Remote Office[245]

Geeignet erscheint SSH für den Einsatz im medizinischen Umfeld u.a. dadurch, dass ein Fernsteuerungszugriff (Tunneling des RDP über SSH) auf den Server-Rechner ausreichend ist. Da hier sämtliche Daten des AIS gespeichert sind, muss keine Verbindung zu weiteren PCs im Praxisnetzwerk bestehen.

Die Firma team2work hat mit Remote Office ein Konzept entwickelt, das durch Nutzung von SSH einen entfernten Zugriff auf einen Arbeitsplatz im Intranet realisiert. Dabei wurden die Produktmerkmale teilweise auf den Einsatz im medizinischen Umfeld zugeschnitten. So kann das System derartig konfiguriert werden, dass nur die Übertragung von RDP-Daten erlaubt

---

[242] Vgl. team2work GmbH. RemoteOffice [Online im Internet].

[243] Vgl. Bundesärztekammer & Kassenärztliche Bundesvereinigung, (2008).

[244] Vgl. Innominate Security Technologies AG, (2009), S. 5 [Online im Internet].

[245] Vgl. Innominate Security Technologies AG, (2009), S. 7 [Online im Internet].

ist, um ein höheres Maß an Sicherheit zu gewährleisten. Zusätzlich können hochwertige Verschlüsselungsverfahren Anwendung finden.

Ein weiteres wichtiges Kriterium für eine Hausbesuchs-Lösung stellt die einfache Handhabbarkeit dar. Bei Remote Office gibt es zwei Komponenten, die per USB-Stick am Gateway im Intranet und als SSH-Client am entfernten PC angeschlossen werden. Es handelt sich hierbei um die Produkte mGuard smart und SEC Stick. Auf diesen USB-Komponenten befindet sich jeweils die Software, die zum Herstellen des SSH-Tunnels notwendig ist. Die Software lässt sich auf jeglichem Rechner direkt vom USB-Speicher ohne vorherige Installation starten. Bei Einrichten des Systems müssen beide Komponenten einmalig konfiguriert sowie der Router für eingehende RDP-Verbindungen geöffnet werden. Beim Aufbauen der SSH-Verbindung ist zusätzlich die Eingabe eines Passwortes notwendig. So wird sichergestellt, dass bei Verlust des Sticks, kein nicht autorisierter Benutzer auf den PC im Intranet zugreifen kann.

4.8   Rechtekonzept

Laut dem Schutzstufenkonzept des Datenschutzbeauftragten Niedersachsens, Joachim Wahlbrink, gehören Patientendaten zu denjenigen personenbezogenen Daten, welche die höchste Schutzstufe genießen.[246] In einer Arztpraxis befinden sich in der Regel neben dem Arzt, welchem der Zugriff zu den Daten seines Patienten erlaubt ist, auch andere Personen, wie beispielsweise MFA, IT-Verantwortliche oder andere Patienten. Dieser Personenkreis darf in der Regel, die medizinischen Daten nicht bzw. nur eingeschränkt einsehen. Daher muss ein Rechtekonzept eingeführt werden, das die Zugriffsmöglichkeiten individuell für Personen und Personengruppen regelt.

In MEDISTAR ist das kostenlose Systemmodul Zentrale Benutzerverwaltung verfügbar. Mithilfe dieses Moduls können Benutzern des Systems verschiedene Rollen zugewiesen werden. Eine Rolle wiederum verfügt über bestimmte Rechte, die das Ausführen expliziter Programmfunktionen ermöglicht. Es kann somit detailliert geregelt werden, welche Personen oder Personengruppen, die Möglichkeit besitzen, gewisse Programmfunktionen auszuführen.

Eine noch spezifischere Rechtevergabe kann unter Einsatz des zusätzlichen, kostenpflichtigen Moduls Zugriffsrechte-Manager erzielt werden. Hiermit wird dem Administrator die Mög-

---

[246] Vgl. Wahlbrink, (2010) [Online im Internet].

lichkeit geboten, nicht nur die Ausführbarkeit von Programmfeatures festzulegen, sondern auch Lese- und Schreibrechte auf bestimmte Zeilentypen der medizinischen Daten im AIS zu vergeben. Dies kann wichtig sein, um bestimmte, sensible Einträge in diesen Daten nur dem Arzt selbst sichtbar zu machen oder um die sachliche Richtigkeit gewisser Einträge zu gewährleisten.[247] Über eine Protokollfunktion kann detailliert festgehalten werden, welcher Mitarbeiter von welchem Arbeitsplatz aus welche Datenänderungen vorgenommen hat.[248]

In einem Informationsschreiben der Landesärztekammer Baden-Württemberg zum Thema „Schweigepflicht und Datenschutz in der Arztpraxis" ist nachzulesen, dass „jede Möglichkeit der unbefugten Einsicht in fremde Krankenunterlagen durch Dritte" verhindert werden muss, nd zwar auch in Bezug auf „EDV-Bildschirme oder das Telefaxgerät".[249]

Im normalen Praxisbetrieb sind zahlreiche Situationen denkbar, in denen Patienten sich unbeaufsichtigt in der Nähe eines PCs befinden, auf dem gerade das AIS mit einer geöffneten elektronischen Patientenakte betrieben wird. Es wäre hier also Dritten die Einsichtnahme in medizinische Daten eines anderen Patienten des Arztes ohne Weiteres möglich. Um dies zu verhindern, müssten nicht nur sämtliche Monitore so aufgestellt werden, dass sie vom Patienten nicht direkt eingesehen werden können, sondern MFA müssten bei jedem Verlassen des PCs, dessen Bildschirm sperren bzw. sich aus dem AIS abmelden oder zumindest eine fremde Patientenakte schließen. Die Notwendigkeit dafür ist angesichts des entstehenden Aufwands für das dauernde An- und Abmelden am System kaum vermittelbar, sodass nicht davon ausgegangen werden kann, dass hier ein ausreichender Schutz der Patientendaten vor unbefugter Einsicht entsteht.

Um dem Aufwand des ständigen Sperrens und Freigebens zu entgehen, hat die TeraTron GmbH ein Produkt namens PC-LOC® entwickelt. Hierbei handelt es sich um ein berührungsloses System, das Benutzer ohne deren Zutun automatisch mit ihrer Kennung am PC anmeldet. Dazu führen die Anwender einen kleinen, elektronischen Schlüssel mit sich. Am PC befindet sich ein USB-Lesemodul, das ein schwaches Feld mit bis zu 90 cm Ausbreitung erzeugt. Begibt sich ein Anwender in dieses Feld, so kommuniziert dessen elektronischer

---

[247] Vgl. MEDISTAR Praxiscomputer GmbH. Zugriffsrechte-Manager - Gehen Sie auf Nummer sicher [Online im Internet].

[248] Vgl. MEDISTAR Praxiscomputer GmbH. Workflow-Baukasten: Sicherheit und Datenschutz [Online im Internet].

[249] Vgl. Landesärztekammer Baden-Württemberg, & Landespsychotherapeutenkammer Baden-Württemberg, (2011), S. 9. [Wörtliches Zitat entstammt derselben Quelle].

Schlüssel über niederfrequenten Funk mit dem Lesemodul und sorgt damit für die Freigabe des PCs. Entfernt sich der Schlüssel aus dem Feld, wird der PC gesperrt.[250]

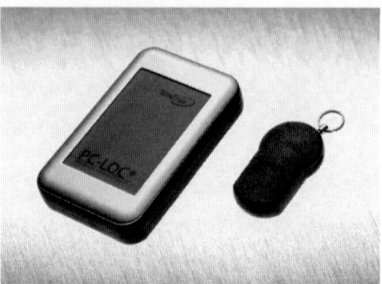

Abb. 33 - PC-LOC®: Design des Lesemoduls und des elektronischen Schlüssels[251]

Zusätzlich bietet die PC-LOC®-Technologie auf Software-Ebene die Möglichkeit, die Benutzerkennung vom Betriebssystem an das MEDISTAR-System durchzureichen, sodass ein Anmelden am PC auch gleichzeitig eine Anmeldung am AIS darstellt. Ohne den Einsatz dieser Technologie besteht weder eine Kopplung zwischen der MEDISTAR-Benutzer-/Rechteverwaltung zu der Verwaltung auf Ebene der dahinterliegenden Oracle-Datenbank noch zur Benutzerverwaltung des Betriebssystems.

4.9   Zusammenfassung zentraler Erkenntnisse

Nach Darstellung einiger moderner Konzepte zur Erfüllung der zuvor formulierten Anforderungen an eine Praxis, soll in diesem Kapitel zusammengefasst werden, welche IT-Konzepte heutzutage in Praxen zum Einsatz kommen:

- Die meisten Arztpraxen verfügen mittlerweile über eine ausreichende LAN-Verkabelung, sodass in jedem (Behandlungs-)Raum PCs ins kabelgebundene LAN integriert werden können. WLAN wird im Praxisumfeld in aller Regel nicht verwendet,

---

[250] Vgl. MEDISTAR Praxiscomputer GmbH. PC-LOC® - Sichern Sie Zugriffe auf Ihre Benutzerverwaltung schnell und zuverlässig [Online im Internet].

[251] Bildquelle: http://www.teratron.de/uploads/images/products/TT-PC-LOC.jpg (abgerufen am 13. Januar 2012).

obwohl der Betrieb von WLANs neben den kabelgebundenen Netzen in Krankenhäusern quasi den Standard darstellt.[252]

- Kernstück heutiger Arztpraxen bildet ein leistungsfähiges AIS wie beispielsweise MEDISTAR. Durch den modularen Aufbau des Systems können nur die jeweils benötigten Module freigeschaltet werden. Das AIS gibt die Implementierung der Netzwerk-Architektur als Client-Server-System vor. System-Updates werden vom Servicepartner in der Regel offline zur Verfügung gestellt. Zunehmend geschieht das Update allerdings auch durch Download über proprietäre Netzwerke wie das KV SafeNet direkt vom Server des AIS-Herstellers.

- Der Server unterscheidet sich in der Leistung nur geringfügig vom Client-Rechner und wird häufig auch als Workstation verwendet, obwohl IT-Dienstleister davon abraten.

- Eine Datensicherung wird durch manuelles Anstecken von Bandspeichern oder – als billigere Alternative – USB-Festplatten durchgeführt. Für größere Arztpraxen wird ein Datensicherungs-Konzept mit NAS und dediziertem Backup-Server empfohlen. Als Ausfallsicherung wird in größeren Praxen zu einer Server-Replikation geraten.

- Laboranfragen werden überwiegend auf dem Papierweg durchgeführt; die Befundübermittlung erfolgt oft parallel in Schriftform sowie digital. Die digitale Übertragung findet zumeist über ISDN- oder dedizierte DFÜ-Verbindungen statt, selten über das Internet. Es handelt sich dabei um ein Anforderungsverfahren, das die Daten zu einem bestimmten Zeitpunkt beim Labor abruft. Für die Einbindung in das AIS sorgen proprietäre Module und Verfahren.

- Über Zusatzmodule des AIS wie MOVIESTAR wird die papierlose Praxis in Ansätzen realisiert. Moderne Medizingeräte werden in das Netzwerk integriert und liefern ihre Daten direkt an das AIS. Zur Digitalisierung von Papierdokumenten befinden sich angeschlossene Scanner in der Praxis. Eingehende Faxe werden teilweise von Faxgeräten ausgedruckt und nachträglich gescannt, da Hardware-Faxe über keine geeignete Schnittstelle zu MOVIESTAR oder anderen DMS verfügen. Vereinzelt wird der Faxempfang über ISDN-Karten geregelt, sodass Faxe direkt digital vorliegen.

---

[252] Vgl. Kroll, (2005).

- Praxen werden nicht obligatorisch mit einer Internetverbindung versehen, obwohl dies für die Online-Abrechnung notwendig wäre. Es wird allerdings zu einer Online-Anbindung geraten, unter Einsatz des modernen Firewall-System secureVD als zentraler Bestandteil eines ganzheitlichen Sicherheitskonzepts.

- Für den Fernzugriff auf das Praxis-System kann ein auf SSH-Tunneling basiertes Verfahren mit einer entsprechenden Client-Software auf einem USB-Stick eingesetzt werden. Darüber hinaus bestehen auch Lösungen unter Einsatz der VPN-Technologie und einem entsprechenden Router, der in das Firewall-System integriert sein kann. Für mobile Endgeräte, die zum Einsatz kommen sollten, liegen keine Konzepte vor, da die Lösungen keine spezielle Ausstattung der Endgeräte erfordern.

- Der Druck von Formularen erfolgt in der Regel unter Einsatz von Nadeldruckern. Zusätzlich befindet sich häufig ein Multifunktionsgerät mit integriertem Laserdrucker in der Praxis, um Briefe und sonstige Schreiben zu verfassen. Die Nadeldrucker sind im Gegensatz zu den Laserdruckern nicht netzwerkfähig. Druckaufträge müssen über das AIS an den entsprechenden PC weitergegeben werden. Das BFB-Verfahren findet kaum Verwendung.

- Zugriffsrechte auf die PCs werden zumeist nicht geregelt, da kein Bewusstsein dafür geschaffen ist. Mit PC-LOC® besteht eine sehr komfortable und zuverlässige Lösung.

5 Zielkonzept

Das Zielkonzept stellt das zentrale Arbeitsergebnis dieser Thesis dar. Die Erkenntnisse aus der Prozessanalyse und die daraus abgeleiteten Anforderungen sowie die vorliegenden Konzepte der IT-Dienstleister bilden den aufgenommenen Ist-Zustand in der Praxis. Auf dieser Grundlage wurde ein optimaler Zielzustand hinsichtlich der IT-Ausstattung für eine Arztpraxis bzw. für ein MVZ entwickelt.

Da die Implementierung eines ganzheitlichen, zukunftssicheren IT-Konzeptes nicht nur punktuelle Veränderungen im Arbeitsalltag der Ärzte und deren Assistenten zur Folge haben wird, sondern ein grundsätzliches Umdenken und teilweise einen buchstäblichen Paradigmenwechsel erfordert, soll in einem ersten Unterkapitel das Grundverständnis hinter dem hier erarbeiteten Gesamtkonzept beschrieben werden.

Anschließend werden ausgewählte Eckpunkte des Zielkonzeptes einzeln beschrieben. Es handelt sich hierbei um konzeptionelle Teilaspekte, bezogen auf bestimmte Arbeitsfelder oder Problemstellungen in der Arztpraxis bzw. in einem MVZ, die oftmals einen konkreten Bezug zu den dargestellten Ist-Konzepten oder den Anforderungen aufweisen.

In einem weiteren Unterkapitel wird eine nach Schichten von Kommunikations- bis hin zu Applikationsebene gegliederte technische Ausstattung beschrieben, die als Grundlage für die Implementierung des vorgestellten Konzeptes dient. Da unterschiedliche Praxisgrößen oder -formen sich in ihren Anforderungen geringfügig unterscheiden, werden die konkreten Elemente der technischen Ausstattung abhängig von diesen Kriterien beschrieben. Zusätzlich wird der zeitliche Horizont der Umsetzbarkeit mit einbezogen, indem eine Unterscheidung zwischen denjenigen Bestandteilen des Konzepts stattfindet, die einer unmittelbaren Umsetzung bedürfen und auch mit derzeitigen technischen Mitteln realisierbar sind, und den Aspekten, deren Umsetzung weniger dringend bzw. momentan schwer durchführbar erscheint.

Somit soll dieses Kapitel sich von einer allgemeinen bis hin zu einer konkreten, detaillierten und individuell angepassten Darstellung des Zielkonzeptes entwickeln.

5.1 Grundverständnis

Mit der Zunahme des finanziellen Leistungsdrucks sowie der Wettbewerbsintensität und nicht zuletzt mit der Einführung der TI steht das deutsche Gesundheitswesen vor einem Umbruch.

Dieser Umbruch wird sich nicht nur in der technischen Ausstattung einer Praxis niederschlagen, sondern erfordert auch ein verändertes Grundverständnis des Gesundheitswesens bzw. der ärztlichen Tätigkeit.

In diesem Zielkonzept wird das Gesundheitswesen als eine vernetzte Struktur aus Anbietern und Nachfragern von Dienstleistungen verstanden. Der Patient als Empfänger von Gesundheitsdienstleistungen steht in der Regel mit seinem Hausarzt in engem Kontakt. Jener vermittelt den Patienten gegebenenfalls an verschiedene Fachärzte bzw. Krankenhäuser weiter. Der Hausarzt selbst arbeitet zur Erbringung seiner Leistungen mit zahlreichen weiteren Institutionen professionell zusammen. Um einen hochwertigen Service anbieten und seine Aufgaben effizient sowie ökonomisch bewältigen zu können, hat er sich von seinem IT-Dienstleister angemessen ausstatten und schulen lassen, arbeitet integriert mit einem Labor zusammen, zieht zum Treffen seiner medizinischen Entscheidungen Wissensportale, Medikamentendatenbänke und die Auskunft von Kollegen zurate und rechnet seine erbrachten Leistungen automatisiert und komfortabel ab.

Die Verbindung von hoher Behandlungsqualität mit effizienter Arbeit lässt sich nur bewerkstelligen, wenn der Grad der Vernetzung und der Kooperation entschieden erhöht und die ärztliche Praxis nicht mehr als autarke Einheit eines völlig eigenständig arbeitenden Mediziners angesehen wird.

Ein hoher Vernetzungsgrad kann nur durch den Einsatz entsprechend gut entwickelter IT-Systeme erreicht werden. Die gezielte Ausstattung von Arztpraxen mit entsprechenden, auf die Prozesse abgestimmten Systemen stellt dabei nicht ein notwendiges Übel, sondern eine große Chance dar, im Markt der Mitbewerber besser bestehen zu können. Bisher hatte die IT in der Wahrnehmung der Ärzte allerdings mehr den Charakter eines erforderlichen Zusatzaufwandes, um einer gesetzlichen oder organisatorischen Forderung, wie z.B. online abzurechnen, nachkommen zu können.

In diesem Konzept wird IT stets als Mittel zur Reduktion von unnötigem Arbeitsaufwand, zur Steigerung des Integrationsgrades und der Kooperationsfähigkeit sowie als Befähiger („Enabler") für effizientere Arbeitsformen und –prozesse gesehen. Die Einführung von IT in der ärztlichen Praxis sollte dabei nicht nur in Bruchstücken vorangetrieben, sondern konsequent und systematisch durchgeführt werden, da nur dann effizienzmaximierende Effekte eintreten können. Dies schließt die Tatsache ein, dass mit einem optimalen IT-System nicht nur vereinzelte Probleme gelöst werden, sondern dass IT-Systeme flächendeckend zum Einsatz kommen, alternative Technologien ablösen und Arbeitsabläufe verändern.

Für Ärzte, welche die neuen Herausforderungen nicht nur bestehen, sondern auch gestärkt daraus hervorgehen wollen, wird es notwendig sein, die verbreitete Skepsis gegenüber IT abzubauen. Gerade im Zuge der Einführung der TI zeigte sich eine grundsätzlich kritische Haltung. Die vorgetragenen Argumente wie Datenschutzbedenken sind in keinster Weise durch die Aussagen der Datenschutzbeauftragten[253] gedeckt und scheinen somit zum einen auf mangelnde technische Fachkenntnis zurückzuführen, zum anderen aber auch emotional motiviert zu sein.

Über Jahrhunderte hinweg verstanden sich Ärzte als klassische "Ein-Mann-Betriebe", die weitestgehend frei von äußerer Einflussnahme ihren medizinischen Versorgungsauftrag erfüllten und daneben auch die medizinischen Daten des Patienten physisch gesehen in ihrem persönlichen Besitz wussten. In einem vernetzten Gesundheitswesen mit verteilten Strukturen und Daten gibt es nun diverse Reibungspunkte mit diesem Selbstverständnis. Die medizinische Behandlung muss in bestimmte, klar definierte Diagnose- oder Leistungscodes eingeordnet werden, die ärztliche Tätigkeit wird transparenter und durch Qualitätssicherungsmaßnahmen kontrolliert, im Rahmen der evidenzbasierten Medizin sind konkrete Behandlungsvorschläge vorgegeben. Die Notwendigkeit von Kooperation bringt das Eingeständnis mit sich, dass eine effiziente Behandlung nur durch Zusammenwirken mit anderen Institutionen möglich ist und isoliert nicht oder nur schwer in vergleichbarer Form geleistet werden kann. Zuletzt wird die Hoheit über medizinische Daten zunehmend in die Hand der Patienten gelegt und Informationen in einem virtuellen Netzwerk verteilt. Angesichts dieser Tatsachen stehen die Ärzte der Herausforderung gegenüber, ihr bisheriges Selbstverständnis als im Wandel begriffen zu verstehen und sich den neuen Gegebenheiten anzupassen, anstatt mit einer destruktiv-kritischen Haltung zu versuchen, den Fortbestand des aktuellen Selbstverständnisses aufrechtzuerhalten.

Dieses Konzept hat zum Ziel, die Arbeitsabläufe derart zu verbessern, dass der Arzt möglichst sich frei von administrativen Tätigkeiten vollends auf sein medizinisches Wirken konzentrieren und selbiges im Zentrum des alltäglichen Praxisgeschehens etablieren kann.

---

[253] Vgl. Kap. 1.3.2.1 bzw. Kap. 1.3.4.

5.2   Zentrale Themenfelder

5.2.1   Praxisinfrastruktur

Als Basis für die erfolgreiche Umsetzung eines Konzeptes dient eine geeignete Praxisinfrastruktur mit entsprechend notwendigen Hardware- und Software-Komponenten.

Auf Hardware-Seite gewinnt im vernetzten Gesundheitswesen die Kommunikationskomponente stark an Bedeutung und macht den Internetzugang unabdingbar. Ein DSL-Anschluss zur uneingeschränkten Nutzung des Internets stellt die Grundlage dar, erfordert aber auch entsprechende Systeme zur Gefahrenabwehr, wie Firewall und Virenscanner. Da notwendige Services und Daten den Bereich der Praxis verlassen und auf Servern im Internet angeboten bzw. verarbeitet werden, wird zum einen ein deutlich erhöhtes Datenvolumen via Internetverbindung übertragen, zum anderen besteht die Gefahr, dass eine Störung der Verbindung ein Erliegen der Praxistätigkeit zur Folge hat.

Aus diesen Gründen kommt der Auswahl des DSL-Providers zukünftig eine entscheidende Rolle zu. Die Verfügbarkeitsquote der Verbindung muss ausreichend hoch sein und vertraglich zugesichert werden. Für den Fall eines Ausfalls der Internetanbindung muss auf Seiten der Arztpraxis ein Ausfallkonzept entwickelt werden. Heutzutage bieten sich hierzu zum Beispiel die Mobilfunknetze wie UMTS an, die unabhängig vom kabelgebundenen DSL-Netz betrieben werden können. Außerdem bedarf es einer entsprechend hoch gewählten Bandbreite des Anschlusses und es muss auch darauf geachtet werden, dass die Uploadrate gegenüber der Downloadrate keinen großen Bandbreitenabfall aufweist. Im Gegensatz zum Surfverhalten eines Privatanwenders findet in einer Arztpraxis ein bidirektionaler bzw. symmetrisch ausgelasteter Datenverkehr statt, der ähnliche Ansprüche an die Datenrate für Up- sowie Downloads stellt. Daher sollte ein Symmetric DSL-Anschluss (SDSL) erwogen werden, bei dem Up- und Downloadrate im Gegensatz zu den üblichen Asymmetric DSL (ADSL)-Anschlüssen gleich groß sind. Falls dies aus technischen Gründen nicht möglich ist, dann muss ein Business-DSL-Anschluss gewählt werden, der auch eine entsprechend hohe Upload-Rate gewährleistet.

Die Praxisräumlichkeiten selbst sollten alle mit ausreichend vielen Ethernet-Anschlüssen zum Aufbau eines strukturierten LAN versehen sein. Falls dies aufgrund baulicher Schwierigkeiten nicht oder nur mit großem Aufwand möglich ist, stellt der Einsatz eines WLANs eine gleichwertige Alternative dar. Mit modernen Sicherheitsmethoden kann hier ein hoher Standard erreicht werden. Entsprechende Beispiele für den Einsatz von WLANs im medizinischen Umfeld bieten heute schon viele Krankenhäuser. Sogar der Einsatz eines WLAN als Gastnetzwerk für wartende Patienten ist mit modernen VLAN-Konzepten (Virtual Local Access Network) realisierbar.

Der Praxisserver sollte in einem separaten Technikraum, bestenfalls gemeinsam mit anderen Gerätschaften in einem hierfür ausgelegten Serverschrank, untergebracht werden, damit eine Nutzung des Servers als Arbeitsplatz von vornherein unterbunden und so eine Absicherung gegen äußere Störeinwirkungen gewährleistet werden kann.

Anstatt der konventionellen Nadeldrucker sollten Multifunktionsgeräte für ein komfortables Scannen, Drucken (s/w- oder Farblaserdrucker) und den Faxempfang mit Netzwerkanschluss genutzt werden. Dies ist platzsparend und sorgt für eine einfache Integration in den Praxisalltag.

Softwareseitig müssen Konzepte realisiert werden, welche eine regelmäßige Aktualisierung des Betriebssystems, der Sicherheitssoftware, aber auch der Anwendungssoftware wie dem AIS gewährleisten. Dies stellt einen entscheidenden Sicherheitsvorteil dar und steigert zusätzlich die Gesamtverfügbarkeit der IT-Systeme.

Um eine gute Unterstützung durch den betreuenden IT-Dienstleister zu erhalten, müssen die Arbeitsplatzsysteme mit einer leistungsfähigen Fernwartungssoftware ausgestattet sein. Ein effizienter und erfolgreicher Support kann ohne dieses Hilfsmittel kaum gewährleistet werden.

5.2.2 Mobile Computing

Eine Studie der Agentur Accenture zeigt, dass die mobile Internetnutzung in Deutschland stark zunimmt. Dabei etablieren sich neben den bereits weit verbreiteten Smartphones auch zunehmend die Tablet-PCs auf dem Markt. Allerdings hinkt der Einsatz solcher Geräte im professionellen Umfeld hinter den Consumer-Anwendungen noch zahlenmäßig weit zurück, was v.a. auf ein mangelndes Angebot entsprechender Apps zurückgeführt wird. Ein weiteres Hemmnis für die generelle Verwendung mobiler Technologien, sind Datenschutzbedenken, die – verglichen mit dem deutschsprachigen Ausland – in Deutschland besonders stark ausgeprägt sind.[254]

Die Realisierung eines Mobile Computing-Konzeptes für eine Arztpraxis erfordert das Vorhandensein eines entsprechenden Endgerätes, einer Internetverbindung über das Mobilfunknetz und einem zugehörigen Sicherheitspaket.

Als mobile Endgeräte bieten sich Tablet-PCs zunehmend an, aber auch die etablierten Laptops sind denkbar. Gerade Tablet-PCs gewinnen laut einer Studie zur digitalen Gesellschaft 2011 auch bei denjenigen Nutzern an Beliebtheit, die nur gelegentlich im Internet arbeiten und sich dort noch unsicher fühlen.[255] Dies kann als Indiz für die intuitive und zeitsparende Bedienbarkeit der Geräte gewertet werden, die auch weniger versierten Anwendern eine unkomplizierte Verwendung ermöglicht. Ergänzt werden müssen diese Endgeräte durch mobile Kartenleser für die eGK und den HBA. Für die Realisierung eines Heimarbeitsplatzes kann neben den mobilen Endgeräten auch ein Desktop-PC verwendet werden.

Um einen sicheren Zugang ins Praxis-Intranet zu ermöglichen, stehen VLAN-Konzepte unter Einsatz von VPN oder SSH zur Verfügung. Wichtig ist hierbei, dass sich die erforderliche Client-Software im Vorhinein den Bedürfnissen entsprechend konfigurieren und auf dem Endgerät bequem starten lässt. Ein langwieriges Hochfahren des mobilen Systems und das Starten bzw. Einrichten einer Client-Software bei jedem einzelnen Hausbesuch würde die Vorteile der Mobile Computing-Lösung egalisieren.

Als besonders diffizil erweist sich die Bewältigung des Formularwesens an einem mobilen Arbeitsplatz. Inwiefern hierfür eine tragfähige Lösung gefunden werden kann, ist stark davon abhängig, welche Formulare typischerweise vor Ort tatsächlich noch benötigt werden (dies sind in der Regel Einweisungen ins Krankenhaus oder Transportscheine für den Rettungsdienst). Zumindest die Rezepterstellung kann zukünftig über die TI elektronisch abgewickelt werden, sodass sich hier das Problem fehlender Vordrucke nicht mehr stellt. Weitere Anwendungen zur Substitution von Papierdokumenten werden folgen.

Die konkrete Notwendigkeit des Mobile Computing ergibt sich schon aus der Tatsache, dass patientenbezogene Informationen bereits in naher Zukunft nur noch elektronisch vorliegen

---

[254] Vgl. Accenture, (2011) [Online im Internet].

[255] Vgl. Initiative D21 e.V. & TNS Infratest, (2011).

werden und dass die Anzahl der Hausbesuche, bei denen diese Daten zur Gewährleistung einer medizinisch qualitativ hochwertigen Behandlung verfügbar sein müssen, zunimmt. Neben den klassischen Hausbesuchen stellen v.a. die Heimbesuche ein wichtiges Tätigkeitsfeld für Hausärzte dar, da hier eine Vielzahl von Patienten behandelt werden kann, ohne dass zusätzliche Fahrtzeiten oder -kosten entstehen.

Daneben bieten ärztliche Notdienstzentralen ein weiteres großes Anwendungsgebiet für mobile IT-Lösungen, da hier viele Einsätze an verschiedenen Orten stattfinden und auch in den zentralen Praxisräumen eine starke Fluktuation bei den diensthabenden Ärzten besteht, die sich ihren mobilen Arbeitsplatz dort einrichten bzw. teilen müssen.

Für die Arbeit von zuhause aus oder für einen schnellen Blick in die Patientendaten im Notfall kann der Heimarbeitsplatz eine ergänzende Anwendung darstellen.

Aus sicherheitstechnischer Sicht ist zu bedenken, dass es bei Übertragung sensibler Daten einer Absicherung gegenüber unbefugtem Mitlesen oder gar Verändern bedarf. Auch beim Verlust des mobilen Endgerätes muss sichergestellt sein, dass es einem Unbefugten nicht möglich ist, sich Zutritt zu den Offline-Kopien der Patientendaten zu verschaffen. Zum einen müssen hierzu medizinische Daten in verschlüsselter Form gespeichert werden, zum anderen darf der Zugang zum Praxisintranet nicht automatisch vom Gerät aus, sondern nur abgesichert durch eine Passworteingabe erfolgen.

Eine Sicherheitslücke kann möglicherweise auch dann entstehen, wenn sich mobile Endgeräte über einen längeren Zeitraum nicht im Intranet befinden und dadurch keine Updates für ihre Software-Ausstattung beziehen können. Daher müssen regelmäßige Revisionszeiten eingeplant werden, in denen sich die Geräte ins Praxisnetz bzw. in ein Servicenetz einloggen, um automatisch auf den neuesten Stand gebracht zu werden.

Ist es finanziell für eine Praxis nicht darstellbar, eine entsprechende Anzahl von Endgeräten zu beschaffen, muss die Integration von privaten Endgeräten erwogen werden, bei denen sich die Frage nach dem sicherheitstechnischen Monitoring stellt. Bei angestellten Ärzten darf der Arbeitgeber aus rechtlichen Gründen nicht feststellen, wie das private Gerät mit Software ausgestattet bzw. konfiguriert ist.[256] Dadurch können Sicherheitslücken entstehen. Hier gilt es, individuelle Lösungen zu finden.

---

[256] Vgl. Dorschel, (2011), S. 22 ff. [Online im Internet].

5.2.3 Datenschutz

Die Erfahrungen während der durchgeführten Hospitationen sowie aktuelle Medienberichte liefern Indizien dafür, dass einige Ärzte nicht umsichtig genug mit Patientendaten umgehen bzw. ihnen ein grundlegendes Verständnis im Umgang mit IT-Systemen fehlt.

Während die Einführung der eGK und der TI von der Ärzteschaft oftmals mit dem Argument des unzureichenden Datenschutzes abgelehnt wird, macht der Datenschutzbeauftragte des Bundes, Peter Schaar, in seinem Tätigkeitsbericht für die Jahre 2009 und 2010 klar, dass er darauf drängt, die KVK durch die neue eGK zu ersetzen, damit die VSD nicht mehr ungeschützt auf der Karte gespeichert sind. Schaar möchte also gerade aus Datenschutzgründen die Einführung der eGK forcieren.[257]

Bei der gegenwärtig unverschlüsselten Speicherung der VSD handelt es sich nur um ein Beispiel für bereits vorhandene Datenschutzlücken. Die Forderung nach ordnungsgemäßem Datenschutz ist kein Thema, das erst mit neuer IT-Ausstattung oder der Implementierung der TI entsteht. Es handelt sich vielmehr um eine bereits seit vielen Jahren bekannte Problematik.

Ein entscheidender Schritt zur Gewährleistung eines ordnungsgemäßen Datenschutzes muss durch Einführung einer Benutzerverwaltung und eines dahinterliegenden Rechtekonzepts getan werden. Jeder natürliche Benutzer und jedes sicherheitskritische Medizingerät muss über einen eigenen Account verfügen, mit dem er/es sich am (verteilten) System authentifiziert. Der Zugang zu medizinischen Informationssystemen ohne Eingabe von Benutzername und zugehörigem Passwort muss strikt unterbunden werden; im besten Fall geschieht eine automatische Abmeldung bei längerer Nichtbenutzung oder wenn sich der angemeldete Nutzer physisch vom PC entfernt. Abhängig von der zugeteilten Benutzerrolle sollten nur eingeschränkte Rechte zur Verfügung stehen. Beispielsweise könnte das Abrechnungsmodul nur von demjenigen MFA ausgeführt werden, der mit dem Abrechnungsprozess vertraut und für diesen zuständig ist.

Eine Kombination aus Benutzerverwaltung, Rechtekonzept und Zugriffsschutz lässt sich mit heutigen technischen Mitteln problemlos umsetzen. Der Datenschutzbeauftrage des Landes Baden-Württemberg macht in einem Bericht sogar klar, dass heutige AIS mit entsprechenden

---

[257] Vgl. Schaar, (2011).

Funktionalitäten zur Verwaltung von Benutzerkonten und Zugriffsbeschränkungen ausgestattet sein müssen.[258]

Zusätzlich zu den gesetzlichen Erfordernissen entstehen auch organisatorische Vorteile: Durch die eingeschränkten Rechte der Mitarbeiter wird verhindert, dass diese versehentlich Aktionen ausführen, die gar nicht ausgeführt werden sollten. Das Anmelden mit dem eigenen Benutzeraccount erzeugt daneben ein Gefühl der Verantwortlichkeit für das eigene Tun. Nicht zuletzt entsteht Transparenz darüber, wer welche Änderungen im System zu welchem Zeitpunkt durchgeführt hat.

Dass trotz der unkomplizierten Realisierung und der offenkundigen Vorteile eines ausgereiften Datenschutzes, dieser oftmals nur unzureichend gewährleistet wird, kann auf folgende Gründe zurückgeführt werden: Zum einen mangelt es am Bewusstsein dafür, dass Datenschutz nicht nur notwendig sondern elementar ist, und zum anderen steht der gesteigerten Transparenz die Sorge vieler Mitarbeiter gegenüber, ihr Arbeitsverhalten könnte in viel stärkerem Maße kontrolliert werden. Letzteres ist jedoch keine Frage der Technik sondern der Fehlerkultur, die im jeweiligen Betrieb herrscht.

Im Bereich des Mobile Computing oder im Zusammenhang mit der Online-Datenübertragung entstehen neue datenschutzrechtliche Gefahren, da sensible Daten über das Internet übertragen werden. Beim Mobile Computing muss deshalb eine sichere Fernverbindung zum bzw. durch das Intranet geschaffen werden; zusätzlich muss auch ein Schutz für den Fall bestehen, dass ein mobiler Datenträger verloren geht. Hier kann die verschlüsselte Dateiablage auf den Speichermedien des Mobilgeräts verhindern, dass sich ein Unbefugter nach Auffinden des verlorenen Datenträgers Zutritt zu sensiblen Patientendaten verschafft.

5.2.4 Verteilte Architekturen und Outsourcing

Wie im Kapitel zum Grundverständnis des Konzeptes beschrieben, sind moderne Arztpraxen als Leistungserbringer in einem komplexen und vernetzten Gefüge von Institutionen des Gesundheitswesens zu begreifen, das um die eigentliche Kernperson, den Patienten, entsteht. In diesem Netzwerk erbringen einzelne Institutionen Dienstleistungen für andere. Es werden Services angeboten, die von allen Teilnehmern des Netzwerks nach Bedarf genutzt werden

---

[258] Vgl. Klingbeil, (2010).

können. Die Wirtschaftsinformatik hält in diesem Zusammenhang das Konzept einer SOA vor, welches als einer der großen Trends der letzten Jahre aufgefasst werden kann.[259] Bei einer SOA handelt es sich um einen Architekturstil, der dazu dient, „die Strukturierung und Nutzung verteilter Funktionalität, die von unterschiedlichen Benutzern verantwortet"[260] und betrieben wird, zu ermöglichen. SOA-Konzepte entwickeln sich zunehmend zum State of the Art und bekommen durch die Synergie-Effekte in der Kombination mit Outsourcing, Cloud Computing und Software as a Service (SaaS) gute Zukunftsaussichten bescheinigt.[261] Obgleich es viele Möglichkeiten zur Implementierung einer SOA gibt, werden dazu oftmals Webservices benutzt, die mittels WSDL (Web Services Description Language) eine Dienstbeschreibung anbieten und über das XML-basierte (Extensible Markup Language) SOAP (Simple Object Access Protocol) kommunizieren.[262]

SOA-Dienste werden vom Dienstanbieter betrieben und können nach Vereinbarung über standardisierte Protokolle von Nachfragern genutzt werden. Da im Gesundheitswesen die Kompetenzen unterschiedlich verteilt sind und eine starke Zusammenarbeit notwendig ist, kann ein übergreifendes SOA-Konzept große Mehrwerte für sämtliche beteiligte Akteure generieren.

Ein exemplarisches Beispiel soll die Medikamenten-Datenbank des AIS MEDISTAR darstellen. Diese wird auf dem Server-PC des AIS betrieben und beinhaltet Angaben zu zahlreichen, auf dem Markt befindlichen Medikamenten. Da sich der Markt für Arzneimittel ständig ändert, werden in regelmäßigen, zeitlichen Abständen Updates der Datenbank bereitgestellt und auf dem Server lokal installiert. Das Anbieten einer Datenbank mit Informationen über Medikamente fällt in den Kompetenzbereich der Arzneimittelindustrie bzw. der Apotheken. Tatsächlich bietet die Bundesvereinigung Deutscher Apothekenverbände (ABDA) eine entsprechende Online-Datenbank an.[263] Es stellt sich also die Frage, warum diese angebotene Datenbank nicht als SOA-Dienst genutzt und entsprechend den SOA-Konzepten ins AIS integriert wird.

[259] Vgl. Bundesverband Informationswirtschaft, Telekommunikation und neue Medien e.V., (2009) [Online im Internet].

[260] OASIS Open, (2006) [Online im Internet].

[261] Vgl. Feuerlicht & Govardhan, (2009).

[262] Vgl. Mathas, (2008), S. 181 ff.

[263] Vgl. Deutsches Institut für Medizinische Dokumentation und Information (DIMDI), (2011) [Online im Internet].

Die Vorteile einer solchen Vorgehensweise wären vielfältig: Die Datenbank könnte tagesaktuell vom Anbieter aktualisiert werden, sodass auch die Nachfrager stets mit aktuellen Daten versorgt würden. Eine Zuspielung von Updates wäre nicht mehr notwendig und könnte Kosten einsparen; auch der Zeitaufwand auf Nutzerseite durch die Installation von Updates würde gespart. Außerdem könnte die Aufgabe der Ressourcenbereitstellung für das Hosting der Datenbank von Nachfrager- auf Anbieterseite übertragen werden; die Arztpraxis müsste also keine spezielle Datenbank betreiben. Durch das Einbinden eines über das Internet abfragbaren SOA-Dienstes mit Medikamentendaten würde nicht nur eine Rezentralisierung von den Clients, die bisher auch Anwendungskomponenten betreiben, auf einen Server stattfinden, sondern es würde auch das Konzept des server-based Computing (als Vorbedingung für das Cloud Computing) umgesetzt. Des Weiteren könnte ein Abrechnungssystem in Abhängigkeit von der Ressourcennutzung eingeführt werden. Eine Praxis würde dann beispielsweise keinen Festbetrag für die Datenbank-Updates zahlen, sondern jeweils ein Nutzungsentgelt abhängig von der Zahl der gestellten Anfragen an die Datenbank.

Analog dazu sind zahlreiche weitere Einsatzgebiete für SOA-Dienste denkbar, quasi an jeder Schnittstelle zwischen Institutionen, die elektronisch gegenseitig elektronische Dienste in Anspruch nehmen. So könnte erreicht werden, dass das AIS mit dem LIS über SOA-Dienste kommuniziert, das Webportal des Arztes einen SOA-Service für die Terminvereinbarung mit den Patienten anbietet, der vom AIS abgefragt wird, die Abrechnung mit der KV erfolgt, indem das AIS einen Dienst der KV konsumiert oder konsiliarische Anfragen über SOA-Dienste der jeweiligen medizinischen Institutionen abgewickelt werden. Kurzum: Eine geeignete Architektur mit einheitlichen Kommunikationsstandards und einer klaren Kompetenzverteilung wäre geschaffen, um den Grad der Kooperation im Gesundheitswesen zu erhöhen und Mehrwerte für alle Beteiligten zu generieren.

Ein Grund dafür, warum diese Entwicklung nicht schon lange stattgefunden hat, stellt u.a. die Architektur der AIS-Systeme dar, die bisher als monolithisch aufgebaute „Alleskönner" konzipiert waren bzw. sich historisch so entwickelt haben. Die meisten Hersteller haben systemintern bisher keine sauber verteilte Architektur umgesetzt. Beim AIS MEDISTAR werden mehrere Programmteile auf dem Client ausgeführt, wie z.B. das DMS oder ein Client zum Zugang in das Ärztenetzwerk telemed. Ebenfalls war es bis zur Einführung der Oracle-Datenbank notwendig, temporäre Abbilder der serverseitigen Medikamentendatenbank auf dem Client zur Weiterverarbeitung zu erzeugen. Bei konsequenter Umsetzung des Client-

Server-Paradigmas müssten solche Services komplett auf dem Server (im LAN) betrieben und von den Clients lediglich angefragt werden.

Aufgrund der fehlenden Vernetzung durch die bis dato nicht vorhandene Internetanbindung waren die AIS-Hersteller bisher nicht dazu gezwungen, ihre monolithisch gestalteten Systeme dem aktuellen Stand der Technik anzupassen. Im vernetzten Gesundheitswesen bieten sich nun neue Möglichkeiten zur Kooperation über standardisierte Schnittstellen anstatt der Verwendung proprietärer, individueller Module, die ausschließlich über die Anwendungsschicht (siebte Schicht im OSI-Modell) kommunizieren. Dieser Fehlentwicklung muss dringend seitens der AIS-Hersteller entgegengesteuert werden, sodass die AIS künftig in der Lage sind, SOA-Dienste effizient einzubinden und an verteilten IT-Strukturen teilzunehmen.

Ein weiterer Schritt hin zum verteilten Computing und zu transparenter Aufteilung der Zuständigkeiten kann durch die Auslagerung gewisser Dienstleistungen in dafür geeignete Rechenzentren geschehen. Ein Server in einer Arztpraxis kann kaum so gut gegen äußere, den Systembetrieb negativ beeinträchtigende Einwirkungen geschützt werden, wie dies in modernen Rechenzentren standardmäßig gewährleistet wird. Damit würde der freiberuflich tätige Arzt von der technischen Verantwortung enthoben und müsste sich nicht um die Verfügbarkeit seiner Systeme kümmern. Hier sind Modelle von der Auslagerung des Datensicherungsprozesses bis hin zum vollständigen Server-Betrieb durch Dritte denkbar.

Rechtlich gesehen fällt das Outsourcing derartiger Dienste in ein Rechenzentrum in den Bereich der Auftragsdatenverarbeitung. Handelt es sich – wie hier – um sensible medizinische Daten, so muss das Rechenzentrum entsprechend der speziellen Datenschutzvorgaben verpflichtet werden. In größeren medizinischen Einrichtungen wie Krankenhäusern werden entsprechende Konzepte unter Berücksichtigung der gesetzlichen Richtlinien bereits umgesetzt.[264]

Eine zusätzliche Verteilung von Diensten wird in der Zukunft sehr wahrscheinlich durch den verstärkten Einsatz des Cloud Computing vorangetrieben. Hierbei ist für den Kunden nicht mehr ersichtlich, an welchem Ort die benötigten IT-Ressourcen beansprucht werden bzw. wo sich die Daten physisch befinden. Daraus ergeben sich Schwierigkeiten bei der Einhaltung der

---

[264] Vgl. Unabhängiges Landeszentrum für Datenschutz Schleswig-Holstein. Patientendatenverarbeitung im Auftrag [Online im Internet].

Datenschutz-Bedingungen; Lösungen werden laut Angabe des Bundesdatenschutzbeauftragten Peter Schaar auf diesem Gebiet allerdings derzeit erarbeitet.[265]

Ein Vorteil von Cloud-Umgebungen stellt das Entgeltsystem dar, bei dem nur die tatsächlich genutzten Ressourcen in Rechnung gestellt werden. Da nur der Grad der tatsächlichen Beanspruchung berechnet wird und auch nur die tatsächlich benötigten Ressourcen bereitgestellt werden müssen, ist ein gerechtes System geschaffen, bei dem keine Ressourcen ungenutzt verschwendet werden müssen.[266] Dieser Punkt findet auch beim Hardware-Leasing Beachtung. Auch dies kann für Arztpraxen zukünftig eine lukrative Option sein, um die hohen Einmalkosten bei Anschaffung neuer, moderner Geräte einzusparen bzw. zeitlich zu verteilen.

5.2.5 Prozessumstrukturierung

Eine Befragung der AOK unter deutschen Ärzten brachte hervor, dass Ärzte fast ein Fünftel ihrer Arbeitszeit mit administrativen Tätigkeiten verbringen, durchschnittlich weit mehr als 40 Stunden in der Woche arbeiten und mit dem extrem hohen Arbeitsaufkommen unzufrieden sind.[267] Die TI wird allgemein als Chance gesehen, trotz steigender Anforderungen an die Gesundheitsversorgung, beispielsweise durch den demographischen Wandel, den Grad der Belastung zu reduzieren. Dies kann allerdings nur geschehen, wenn die TI konsequent genutzt wird und zur Umstrukturierung von Arbeitsprozessen führt, um deren Effizienz zu erhöhen. Dieses Kapitel soll beleuchten, welche Änderungen aufgrund von konsequentem IT-Einsatz und Nutzung der TI notwendig werden.

Im Dezember 2011 wurden überraschend ambitionierte Pläne für die technische Umsetzung der QES seitens der gematik GmbH beschlossen, die eine schnelle Realisierung der geplanten Anwendung „Kommunikation zwischen Leistungserbringern" ermöglichen könnte.[268] Mit dieser Applikation wären Ärzte beispielsweise dazu in der Lage, eArztbriefe über die TI miteinander auszutauschen.

Dadurch würde der seit Jahrhunderten etablierte Arztbrief-Prozess einer grundsätzlichen Umstrukturierung unterzogen. Elektronische Dokumente substituieren dabei klassische Kommu-

---

[265] Vgl. Schaar, (2011).

[266] Vgl. Armbrust, et al., (2009) [Online im Internet].

[267] Vgl. AOK Ärztebefragung, (2011) [Online im Internet].

[268] Vgl. Grätzel, (2011).

nikationsmedien wie Brief und Fax, was Medienbrüche vermeidet und den Weg zur papierlosen Praxis ebnet. Entgegen der bisherigen Praxis des Verfassens von Arztbriefen in
lateinisierter Prosa kann der eArztbrief als strukturiertes Dokument verstanden werden, das
weitestgehend automatisiert mit den entsprechend notwendigen Patientendaten gefüllt und
dadurch internationalisiert werden kann. Anstelle des frei gestaltbaren Arztbriefes und der
ebenso freien Wahl des Übertragungsmediums tritt ein strukturiertes Kommunikationsobjekt,
das über standardisierte Kommunikationswege übermittelt wird. Letztlich kann ein Arztbrief
nahezu automatisch aus den medizinischen Daten eines Patienten erstellt und direkt über die
TI übertragen werden. Aus dem kunstvoll formulierten Brief wird ein Datenpaket.

In fernerer Zukunft wird sich der Kommunikationsprozess voraussichtlich noch weiter wan-
deln: Daten müssen zu Kommunikationszwecken nicht mehr verschickt werden (Push), sondern es wird genügen, dem Empfänger die Möglichkeit zur Einsicht der zentral oder beim
Sender gespeicherten Informationen zu verleihen (Pull). Es werden also nicht mehr die Kommunikationsobjekte übermittelt, sondern diese zur Ansicht durch den entsprechenden Adressaten freigeschaltet. Dies stellt einen Paradigmenwechsel vom bisherigen Push- zu einem
Pull-Verfahren dar.

Bei einer konsiliarischen Anfrage beispielsweise muss der beauftragende Arzt nicht die relevanten Patientendaten in ein Dokument schreiben und dieses übersenden, sondern er braucht
dem Konsiliararzt lediglich einen gewissen Bereich der Patientenakte freizugeben, damit dieser sich die relevanten Informationen ansehen kann. Einem mit dem AIS integrierter SOA-
Dienst auf dem Client-System des beauftragenden Arztes könnte mitgeteilt werden, welche
Informationen welcher Konsiliararzt einsehen darf. Der Konsiliararzt würde über sein AIS
diesen SOA-Dienst kontaktieren und bekäme somit automatisch die Daten zugänglich gemacht. Damit kann dem Konsiliararzt eine breitere Datenbasis zur Verfügung gestellt werden
und der Aufwand des beauftragenden Arztes verringert sich, weil er keine Informationen aus
der elektronischen Karteikarte in den Arztbrief abschreiben muss. Zusätzlich kann die Doku-
mentationsqualität gesteigert werden. Dieses Kommunikationsverfahren stellt eine Variante
der im Rahmen der TI geplanten eFallakte dar.

Das genannte Beispiel zeigt, dass sich der Umgang mit Informationen grundsätzlich ändert. In
einer verteilten Infrastruktur, in der Daten nicht mehr klassisch übermittelt, sondern nur noch
der Zugang auf die zentral oder dezentral gespeicherten Informationen geregelt wird, gibt es
keine physische Dateninhaber (außer dem Patienten selbst hinsichtlich der dezentral gespei-

cherten Daten) mehr, sondern nur noch Zugriffsberechtigte. Einer standardisierten, zusammenführbaren Dokumentation kommt damit eine wichtige Rolle zu. Dieser anstehende Paradigmenwechsel sollte bereits bei heutiger Dokumentationstätigkeit der Ärzte im Hinterkopf behalten bzw. kommenden Generationen an den medizinischen Hochschulen vermittelt werden.

Bezogen auf das Formularwesen bedeutet die TI, dass erstmals die bisher kaum vollständig realisierbare papierlose Praxis zur Wirklichkeit werden kann. Es findet eine Substitution von Vordrucken durch elektronische Dokumente statt, welche nicht mehr mit einem Stift eigenhändig unterzeichnet, sondern durch Einsatz des HBA digital signiert werden. Diese QES[269] wird oftmals als „Kulturtechnik" bezeichnet, da sie die jahrhundertelang praktizierte Unterschrift mit Stift und Papier zunehmend ablöst und „veränderte Kompetenzen und Handlungsmuster" erfordert.[270] Damit können Dokumente „aus der Ferne" unterzeichnet werden, ohne diese zuvor dem Arzt bringen zu müssen. Auch die unrühmliche Praxis des Vorunterschreibens auf noch nicht ausgefüllte Formulare (sogenannte Blankounterschrift), die den Sinn der Unterschrift i.S. des Urkundenrechts ad absurdum führt, wird damit verhindert. Da es sich bei der QES um eine Kulturtechnik handelt, sollte ein grundsätzliches Verständnis über die damit verbundenen Mechanismen und Vorgänge geschaffen werden.

Da die eGK künftig den Zugriff auf behandlungsrelevante Patientendaten freigibt und u.a. dazu im Lesegerät eingesteckt wird, verändern sich auch die Abläufe im Umgang mit der eGK im Vergleich zur bisherigen KVK. So muss an jedem Behandlungsplatz, an dem die Patienteninformationen benötigt oder etwa eRezepte ausgestellt werden, ein eGK-/HBA-fähiges Lesegerät vorhanden sein. In größeren Praxen kann es Sinn ergeben, sämtliche eGKs von Patienten, die sich in der Praxis befinden, an der Anmeldung in Lesegeräte einzuführen und von Lesegeräten aus den Behandlungszimmern virtuelle Tunnels dorthin aufzubauen. Auch in Senioren- oder Pflegeheimen wird man sich über die zentrale Verwaltung der eGKs der Heimbewohner Gedanken machen müssen.

Aber auch ganz unabhängig von der TI werden sich die Prozesse im Gesundheitswesen ändern. Durch den demographischen Wandel und den Komplexitätszuwachs im deutschen

---

[269] Abgesehen vom Bereich eHealth spielt die QES auch in anderen Geschäftsbereichen wie z.B. im eGovernment eine steigende Rolle.

[270] Vgl. Banse, (2002), S. 42 ff. [Wörtliches Zitat entstammt derselben Quelle].

Gesundheitswesen bilden sich immer mehr verschiedene Arten von Leistungserbringern heraus, die, um eine effiziente und angemessene Gesundheitsversorgung gewährleisten zu können, Zugang zu medizinischen Daten benötigen. So stellt ein Bericht in der Zeitschrift E-
HEALTH-COM fest, dass auch die nicht verkammerten Berufe (z.B. Physiotherapeuten, Rettungsdienste usw.) mit ihrem Pendant zum HBA in die TI eingebunden werden müssen und
damit zahlreiche innovative Anwendungsszenarien entstehen, die einen weiteren Mehrwert
erzielen.[271] Der Informationsfluss zwischen Ärzten und weiteren Dienstleistern wie Physiotherapeuten verläuft bisher unzureichend, da nur wenige Informationen übermittelt werden und
daher die Behandlungen nicht ausreichend aufeinander abgestimmt werden können. Es besteht die Gefahr, dass dadurch die Qualität der physiotherapeutischen Behandlung leidet und
nicht exakt den individuellen Erfordernissen entspricht.

Der Versorgungs-Report 2012 des Wissenschaftlichen Instituts der AOK analysiert die Möglichkeit neuer Versorgungsformen im Kontext des demographischen Wandels v.a. auch für
alte Menschen. Dabei werden Arztbesuche bei Fachspezialisten als Kostentreiber identifiziert
und nach einer Strategie zur Vermeidung überflüssiger Facharztbesuche gesucht. Da ein gerade für alte Menschen schier unüberschaubares Angebot von medizinischen Leistungserbringern besteht, wird die Einführung von sogenannten Primary-Care-Teams diskutiert. Diese
sollen die Prioritäten der Versorgung erkennen und die Behandlungswege koordinieren, um
die Versorgungsqualität zu steigern und die Kosten für das gesamte Gesundheitssystem zu
senken. Als zentrale Reformziele in der Primary Care definierte eine britische Studie 2007
neben vereinfachter Terminvereinbarung und der Stärkung der Rolle von Pflegekräften die
systematische Einführung einer ePA.[272]

5.2.6 Andragogik und umfassende Dienstleistungen

Die Deutsche Gesellschaft für Medizinische Informatik, Biometrie und Epidemologie e.V.
veröffentlichte unlängst ein Positionspapier mit dem Titel „Qualifizierung für Telemedizin
und Telematik" und formulierte darin u.a. die zwei nachfolgenden Forderungen: Zum einen
wird eine Verstärkung der Aus-, Fort- und Weiterbildung in Telemedizin und Telematik und
deren Integration in die Ausbildung aller medizinischen Berufsfelder gefordert, um den neuen
Anforderungen der Telemedizin und Telematik gerecht zu werden. Zum anderen wird ver-

---

[271] Vgl. Redders & Treinat-Goebel, (2010).

[272] Vgl. Schmacke, (2012), S. 41 ff.

langt, dass Politik und Verbände ihre Kommunikation dahingehend ausrichten, einen Be-
wusstseinswandel zu erwirken, indem beispielsweise unterstrichen wird, dass Telemedizin
eine kooperative Aufgabe darstellt und sich seitens der Partner auf neue Versorgungsformen
verständigt werden muss.[273]

Diese Forderungen können, basierend auf den Erfahrungen im Zusammenhang mit der Erstellung dieser Thesis, unterstrichen werden. An vielen Stellen hat sich gezeigt, dass die Qualifizierung der Mitarbeiter im Gesundheitswesen für die Nutzung der neuen Technologien unabhängig von ihrer Stellung als „unzureichend" zu bezeichnen ist und damit entscheidendes
Potenzial der IT-Nutzung verschwendet wird.

Auch in den medizinischen Assistenzberufen fällt inzwischen ein enormer Zeitaufwand für
administrative Tätigkeiten an, die in der Regel unter Verwendung des AIS durchgeführt werden. Dennoch mangelt es zum momentanen Zeitpunkt an ausreichender Qualifizierung im
Rahmen der Ausbildung zum MFA hinsichtlich der Nutzung von AIS, um die anfallenden
Tätigkeiten möglichst zeiteffizient abarbeiten zu können. Gerade da sich die Möglichkeiten
und Anwendungsgebiete der AIS ständig vergrößern und durch die Implementierung der TI
eine zunehmend vernetzte Welt verschiedener Akteure geschaffen wird, rechtfertigt der steigende Grad der Komplexität eine verstärkte Aus- und Weiterbildung auf diesem Gebiet. Neben der bloßen Kenntnis über die korrekte Bedienung eines PCs bzw. von Anwendungspro-
grammen, wird zum Verständnis der Prozesse auch ein Grundwissen über vernetzte Strukturen, Datensicherheit (besonders in Bezug auf die Kulturtechnik QES) und entfernte Zusammenarbeit notwendig sein.

Ein weiterer positiver Aspekt einer besseren Ausbildung ist, dass die Potenziale der IT geziel-
ter erkannt und schließlich genutzt werden können. Die latent vorherrschende Technikskepsis
könnte dadurch merklich abnehmen. Im Zusammenhang mit der eingangs geforderten Umori-
entierung des Denkens und der Grundeinstellung gegenüber IT könnte eine optimierte Andra-
gogik entsprechende Hemmnisse abbauen. Die sinnvollste Form der Schulung auf diesem
Gebiet erscheint der Eingang eines entsprechenden Fachs in die Berufsausbildung zum MFA,
das in Zusammenarbeit mit den Herstellern von AIS-Systemen und Wirtschaftsinformatikern
konzipiert wird.

---

[273] Vgl. Deutsche Gesellschaft für Medizinische Informatik, Biometrie und Epidemiologie e.V. (GMDS).
Qualifizierung für Telemedizin und Telematik [Online im Internet].

Doch selbst wenn eine Basisausbildung in IT-Fachgebieten als unerlässlich in der medizinischen Ausbildung angesehen wird, darf damit nicht die Erwartung verbunden sein, dass Mediziner aufgrund ihrer Ausbildung in die Lage versetzt werden können, die IT-Landschaft in ihrer Praxis eigenständig zu betreuen. Mediziner und ihre Assistenten sollten, soweit es geht, von IT-Themen derart entlastet werden, dass sie sich größtmöglich auf ihre medizinische Tätigkeit konzentrieren können, was nicht zuletzt den Patienten zugutekommt. Damit verbunden ist die Forderung an IT-Dienstleister, im medizinischen Umfeld ihr Dienstleistungsangebot so umfassend zu gestalten, dass sich Ärzte möglichst wenig selbst um ihr IT-System kümmern müssen.

Mit der zunehmenden Notwendigkeit einer Online-Anbindung für Ärzte ergeben sich neue Möglichkeiten für IT-Dienstleister. Praxen, die online sind, können bequem von einem entfernten PC gewartet und verwaltet werden. Reaktive Software-Agenten, also autonom agierende Dienstprogramme auf den Praxis-Rechnern, können dem Dienstleister ausgewählte Informationen über Konfiguration oder Versionsstände bestimmter Software wie dem AIS oder betreuter Sicherheitssoftware übermitteln. Erforderliche Maßnahmen wie Software-Updates können bequem über eine Fernwartung durchgeführt werden. Der Support kann somit proaktiv anstatt nur reaktiv erfolgen, indem bereits beim Erkennen von potenziellen, künftigen Problemverursachern, diese behoben werden. Eine pro-aktive Ausrichtung des Supports entspricht der im Rahmen von ITIL angeratenen Vorgehensweise.[274]

Allerdings ist mit dieser konsequenten Software-Wartung die Arbeit des IT-Dienstleisters bei weitem nicht getan. Zentrale Bedeutung kommt einem intensiven Dialog zwischen Arzt und Dienstleister bei Erstellung eines praxisindividuellen Konzepts zu. Dabei sollte der Dienstleister die Prozesse in der Praxis analysieren und Potenziale für IT-Unterstützung oder Umgestaltung der Prozesse aufzeigen. Durch dieses Prozessmanagement, das auch im Nachgang von Zeit zu Zeit durchgeführt werden sollte, können erhebliche Potenziale erschlossen werden.

Nach Implementierung des Konzepts in der Praxis müssen sämtliche Mitarbeiter ausführlich geschult werden, um ein grobes Verständnis über die Strukturen der IT zu erlangen. Dieses Coaching sollte möglichst direkt in der Praxis stattfinden. Auf Seiten des Dienstleisters bietet es sich an, eine starke Verflechtung von Coaching-Team und First-Level-Support zu gewähr-

---

[274] Vgl. van der Beek, (2005), S. 7 [Online im Internet].

leisten, da dem Support die typischen Probleme am besten bekannt sind und das Supportteam späteren Anfragen mit einer guten Schulung entgegenwirken kann. Damit erhält das Supportteam eine direkte Rückmeldung für die Qualität der geleisteten Arbeit.

Sollten dennoch im täglichen Betrieb Probleme auftreten, die im Praxisteam nicht gelöst werden können, dann ist es vorteilhaft, auf Seiten des Dienstleisters über einen Praxisbetreuer als konkreten Ansprechpartner zu verfügen. Hierbei sollte es sich nach Möglichkeit um diejenige Person handeln, die auch den Konzeptionsprozess durchgeführt hat und entsprechend sowohl mit den Systemen als auch den individuellen Prozessen und Mitarbeitern vertraut ist. Ein solches Single Point of Contact-Modell (SPOC) beugt Missverständnissen vor und fördert ein verantwortungsbewusstes, serviceorientiertes Handeln. Auch auf Praxisseite kann es ab einer gewissen Größe Sinn ergeben, einen Ansprechpartner für die IT-Seite zu definieren, der sich besonders gut auskennt und sich kleineren bzw. alltäglichen Problemen annimmt.

5.3 Technische Basiskomponenten

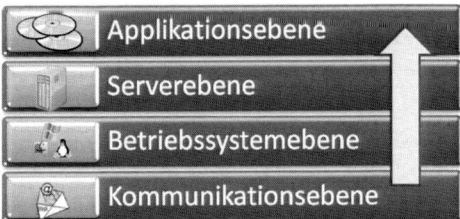

Abb. 34 - Beschreibungsebenen des Systems (eigene Darstellung)[275]

Um die zuvor beschriebenen Konzepte und Ideen umzusetzen, muss die technische Ausstattung der Praxis gewissen Kriterien genügen, die im Folgenden beschrieben werden. Dabei wird die technische Infrastruktur in vier Schichten untergliedert und die Anforderungen an die jeweilige Technologie beschrieben.

---

[275] Die Darstellung enthält Grafiken, die am 26.Januar 2012 unter den folgenden URLs abgerufen wurden: http://www.betriebswirtblog.de/wp-content/uploads/2011/08/betriebssysteme.jpg und http://www.baltische-rundschau.eu/wp-content/uploads/2010/03/Briefumschlag-mit-ausgeschnitten-wenigerweiss21.jpg.

5.3.1 Kommunikationsebene

Kernstück der praxisinternen Kommunikation ist das (kabelgebundene) LAN, in welches möglichst viele technische Komponenten eingebunden sind. Um dies zu erreichen, müssen sämtliche Räume über ausreichende Verkabelung verfügen. Daneben (oder notfalls alternativ) kann auch – unter Berücksichtigung der einschlägigen Sicherheitskonzepte – ein Wireless-LAN betrieben werden.

Die Kommunikation über die Praxisräumlichkeiten hinaus wird über ein WAN realisiert. Dazu ist eine Internetverbindung notwendig, die über einen DSL-Zugang geschaffen wird. Hier sollte auf einen DSL-Anschluss mit ausreichender Bandbreite und Verfügbarkeit geachtet werden. Da es sich um eine bidirektionale Kommunikation handelt, die gleiche Anforderungen an Download- sowie Uploadrate stellt, sollte nach Möglichkeit ein SDSL-Zugang (alternativ ein Business-ADSL-Anschluss mit hoher Uploadrate) bestehen. Als Fallback-Lösung für den Ausfall der DSL-Verbindung müssen Konzepte für den Internetzugang über ausreichend performante Mobilfunknetze wie UMTS zur Verfügung stehen. Diese UMTS-Zugangsmöglichkeit kann auch für die Umsetzung von Mobile Computing-Konzepten genutzt werden.

Sonstige Zugangsmöglichkeiten wie ISDN oder DFÜ sind nicht mehr notwendig und sollten konsequent stillgelegt werden, da sonst zusätzliche Komplexität sowie Nutzungskosten und potenzielle Angriffspunkte entstehen.

Auch die Telefonie kann über das Internet realisiert werden, indem die Voice over IP-Technologie (VoIP) verwendet wird. Ein WLAN übernimmt dann die Funktion der DECT-Funkverbindung für drahtlose Telefone.

Somit laufen sämtliche Kommunikationsverbindungen nach außen über den DSL-Anschluss. Aus sicherheitstechnischer Sicht hat dies den entscheidenden Vorteil, dass es nur einen einzigen Knotenpunkt gibt, über den sämtlicher Datenverkehr läuft. An diesem Knotenpunkt muss die sicherheitsrelevante Überwachung und Überprüfung stattfinden. Dazu muss ein leistungsfähiges und stets aktuelles Firewall-System zum Einsatz kommen, das auch die Möglichkeit des Herstellens einer VPN-Fernverbindung zur Verfügung stellt. Zusätzlich muss die end-to-end-Verschlüsselung des HBA toleriert werden, die ermöglicht, dass durch den HBA verschlüsselte, nicht sicherheitskritische Daten die Firewall passieren können.

5.3.2 Betriebssystemebene

Das Betriebssystem bildet die Basis für den Betrieb der benötigten Applikationen und stellt grundlegende Dienste zur Verfügung, die zur Verwirklichung der beschriebenen technischen Paradigmen unerlässlich sind.

Das verwendete Betriebssystem muss über eine Komponente zur zentralen Benutzerverwaltung verfügen, beispielsweise über den Active Directory Service (ADS) von Microsoft oder ein LDAP-Verzeichnis (Lightweight Directory Access Protocol). Um schnelle Benutzerwechsel durchführen zu können, sollte das Single Sign-On-Verfahren (SSO) unterstützt werden. Beim SSO-Verfahren wird die Benutzerkennung, mit der sich Anwender am Betriebssystem angemeldet haben, an bestimmte Applikationen weitergereicht und somit vermieden, dass sich der Benutzer bei jeder Anwendung getrennt authentifizieren muss. Um diesen Prozess noch weiter zu vereinfachen, sollte das Betriebssystem nach Möglichkeit auch die Anmeldung mittels biometrischer Merkmale wie dem Fingerabdruck ermöglichen.

Zur Umsetzung der Anforderungen im Bereich Datenschutz und Datensicherheit muss das Betriebssystem die Möglichkeit bieten, sensible Daten verschlüsselt abzuspeichern. Für die Archivierung und Datensicherung sollten Bordmittel des Betriebssystems vorhanden sein, die hierzu genutzt werden können. Dagegen muss aber auch das Outsourcing des Datensicherungsprozess über SOA-Dienste ermöglicht werden. Wenn zur Gewährleistung des Systembetriebs Hochverfügbarkeitslösungen wie das Clustering benutzt werden sollen, so ist auch hierzu die Unterstützung durch ein entsprechendes Betriebssystem notwendig.

Letztlich muss ein geeignetes Betriebssystem einen Beitrag dazu leisten, dass die gesamte Infrastruktur auf aktuellem Stand gehalten wird. So muss das Betriebssystem nicht nur in der Lage sein, Sicherheits-Policys, sondern auch Updates für bestimmte Software wie beispielsweise Virenscanner zu verteilen. Zusätzlich zu diesem System-Management sollte ein Migrationsmanagement von Software unterstützt werden. Außerdem müssen Offline-Geräte beim Einbinden ins Intranet vom Betriebssystem automatisch erkannt und auf den aktuellen Stand gebracht werden können.

5.3.3 Serverebene

Der Server sollte Druck- und File-Services anbieten und außerdem über einen Workgrouping-Service verfügen. In größeren Praxen können bewährte Workgrouping-Systeme wie z.B. Microsoft Exchange, Lotus Notes (IBM) oder Groupwise (Novell) eingesetzt werden, wohingegen sich in kleineren Praxen günstigere und ressourcenschonendere Alternativen anbieten.

Die Datenbank des AIS sollte auf dem Praxis-Server bzw. einem dedizierten Datenbankserver betrieben werden und nur die praxisindividuell benötigten Daten enthalten, da beispielsweise Medikamentendatenbänke über das Internet angefragt werden können (verteilte Dienste). Wichtig ist hierbei, dass die Datenbank architektonisch vom AIS entkoppelt betrieben wird. Außerdem sollte das Datenbanksystem über inkrementelle Replikationswerkzeuge verfügen, damit bei einem Update nicht die komplette Datenbank, sondern lediglich die veränderten Bestandteile neu eingespielt werden müssen. Generell sollte die Datenbanktechnologie dem aktuellen State of the Art entsprechen.

5.3.4 Applikationsebene

Auf Applikationsebene muss eine zukunftsfähige Praxis über ein leistungsfähiges, an die individuellen Bedürfnisse angepasstes AIS mit optimaler Konfiguration verfügen. Dieses AIS sollte auch ein DMS-Modul bereitstellen.

Zusätzlich wird weiterhin spezielle Medizingerätesoftware vonnöten sein, die Medizingeräte ansteuert und die zurückgelieferten Daten möglichst automatisiert in das verwendete AIS überträgt. Hier sollte auf eine einfache und zuverlässige Schnittstelle zwischen spezifischer Medizingerätesoftware und dem benutzten AIS geachtet werden.

Beispielsweise für das Verfassen von Arztbriefen muss eine Office-Software installiert sein. Eine gute Integration ins AIS und die Verwendung von Textbausteinen begrenzen den Arbeitsaufwand. Ein Mail-Client sollte als Bestandteil eines Office-Pakets ebenfalls genutzt werden, da zunehmend per E-Mail kommuniziert wird.

Ein Browser mit entsprechenden Sicherheitseinstellungen wird benötigt, um Webseiten darzustellen.

5.4   Umsetzungsempfehlung

In diesem Kapitel werden die zuvor beschriebenen technischen Ausstattungsmerkmale nochmals verfeinert und in konkrete technische Komponenten umgesetzt werden. Dieses Kapitel dient als expliziter Leitfaden für die Implementierung des entwickelten Zielkonzepts in einer

Arztpraxis und sollte bei der Planung der IT-Systeme einer Praxis unterstützend herangezogen werden.

5.4.1 Nach Praxisformen/-größen

Da nicht alle Praxisformen oder -größen die identischen Anforderungen an ihre IT-Ausstattung stellen, werden die Empfehlungen für konkrete technische Komponenten im Folgenden individuell formuliert.

Es zeigt sich, dass bereits eine klassische Arztpraxis (ob Facharzt oder Allgemeinmediziner), die zukunftsorientiert und modern ausgerichtet sein möchte, ein beachtliches Equipment benötigt. Eine klassische Einzelpraxis muss verstärkt in IT investieren, um ihre Wettbewerbsfähigkeit zu gewährleisten. Dass hierfür mitunter die finanziellen Mittel nicht immer vorhanden sind, kann als Grund für den Trend zu Praxiszusammenschlüssen oder der Schaffung von MVZ aufgefasst werden. Durch die gemeinsam genutzte IT verteilen sich die entstehenden Kosten; zusätzlich können Synergieeffekte genutzt werden.

Die nachfolgenden Unterkapitel bauen aufeinander auf. Es wird zuerst beschrieben, über welche Ausstattung selbst eine Einzelpraxis verfügen sollte. Danach werden zusätzliche Komponenten für andere Praxisformen empfohlen.

5.4.1.1 Klassische Einzelpraxis

Für die Internetverbindung muss ein DSL-Zugang mit einer Bandbreite von mindestens 16Mbit/s vorhanden sein. Durch den Einsatz von IP-Telefonie wird eine teure Telefonanlage obsolet. ISDN- oder DFÜ-Verbindungen sind nicht (mehr) vorhanden. Der Einsatz eines WLANs kann als optional angesehen werden, sofern dieses nicht ohnehin für die Drahtlos-Telefonie verwendet werden soll. Ein Fallback-Konzept zur Aufrechterhaltung der Arbeitsfähigkeit trotz des Ausfalls der DSL-Verbindung, beispielsweise unter Nutzung einer UMTS-Verbindung, muss ausgearbeitet und verfügbar sein.

Um den Sicherheitsanforderungen gerecht zu werden, bedarf es eines leistungsfähigen Firewall-Systems, das auch über Proxy-Server und Virenscanner verfügt. Möglichst sollte das System zusätzlich zur Erfüllung der Empfehlung der Ärztekammer, die juristisch als vorgezogenes Expertengutachten betrachtet werden kann, mit einer grafischen Firewall bzw. einem ReCoBS ausgestattet sein.

Der Server sollte in einem verschließbaren Serverschrank oder mindestens in einem separaten Technik-Raum untergebracht sein, damit dessen Betrieb nicht gefährdet wird und eine Verwendung als Workstation von vornherein ausgeschlossen ist.

Die Datensicherung muss unter Zuhilfenahme eines NAS-System durchgeführt werden, das nicht im selben Raum wie der Server aufbewahrt wird. Alternativ kann die Praxis einen externen Dienstleister mit der Datensicherung beauftragen und veranlassen, dass nachts die relevanten Daten ins Rechenzentrum transferiert werden.

Um einen ausreichenden Datenschutz zu gewährleisten, ist eine Benutzerverwaltung einzuführen, die sich sowohl auf die Anmeldung am Betriebssystem als auch am AIS bezieht.

Das papierlose Arbeiten wird durch das BFB-Verfahren mit entsprechenden Laserdruckern ermöglicht. Dabei ist es unerlässlich, dass Faxe – sofern immer noch von Nöten – ausschließlich digital empfangen werden, was bereits mit gewöhnlichen DSL-Routern wie der Fritz!Box realisiert werden kann. Sollten dennoch Papierdokumente anfallen, so müssen diese unbedingt mit einem leistungsfähigen Scanner digitalisiert und ins DMS übernommen werden.

Zumindest bei Allgemeinmedizinern, die regelmäßig Haus- und Heimbesuche durchführen, muss ein mobiles Endgerät wie ein Tablet-PC oder ein Notebook vorhanden sein, das dazu konfiguriert ist, über Mobilfunknetze eine Internet-Verbindung mit VPN- oder SSH-Tunnel herstellen zu können. Kombiniert mit einem entsprechenden VPN-Router in der Praxis kann der Arzt hiermit Fernzugang zum Praxisintranet erlangen.

Um für die Einführung der TI gerüstet zu sein, muss sich die Praxis zeitnah mit einer ausreichenden Anzahl von eGK-/HBA-Kartenlesegeräten ausstatten. Dabei ist zu bedenken, dass diese künftig an jedem Arbeitsplatz oder für jeden gerade in Behandlung befindlichen Patienten benötigt werden, da der Arzt durch Einführen seines HBA den Zugriff auf Patientendaten freischalten oder beispielsweise Rezepte erstellen und digital unterschreiben muss.

Durch Abschluss eines Supportvertrages mit einem IT-Dienstleister wird erreicht, dass Problemlösungsprozesse beschleunigt und kosteneffizient gestaltet werden. Dieser Vertrag muss die Nutzung einer dauerhaft verfügbaren Support-Hotline beinhalten, die das Verfahren der Fernwartung unter Beachtung der rechtlichen Bestimmungen nutzt. Zusätzlich sollte ebenfalls vertraglich geregelt werden, dass der Dienstleister die Verantwortung für die Aktualisierung der Software wie Virenscanner oder AIS übernimmt. Um die Potenziale der verwendeten IT optimal auszuschöpfen, müssen regelmäßige Praxis-Coachings stattfinden, bei denen der IT-Dienstleister die Prozesse in der Praxis beobachtet, Feedback gibt und neue Möglichkeiten aufzeigt. Damit einhergehend sollten sämtliche Praxismitarbeiter grundlegend für den Umgang mit der IT und dem AIS geschult werden.

5.4.1.2 Gemeinschaftspraxis

In Gemeinschaftspraxen sind mehrere Ärzte tätig, was zu einem erhöhten Datenaufkommen führt. Es sollte hier deshalb eine SDSL-Verbindung möglichst mit mindestens 16Mbit/s verwendet werden. Die Alternative stellt ein Business-ADSL-Anschluss mit mindestens 16Mbit/s und einer hohen Uploadrate über 2Mbit/s dar.

Da – verglichen mit der Einzelpraxis – mehr Mitarbeiter in der Gemeinschaftspraxis tätig sind, sollte die Benutzerverwaltung um ein Rechtekonzept ergänzt werden, das bestimmte Funktionen nur den zuständigen Mitarbeitern zur Verfügung stellt. Dadurch wird eine klare Kompetenzverteilung zwischen den Angestellten gewährleistet.

Aufgrund der Tatsache, dass ein Ausfall der Systeme die Tätigkeit mehrerer Ärzte sehr stark einschränkt und damit zu erheblichen Einnahmeausfällen führen kann, müssen Hochverfügbarkeitslösungen implementiert werden. Hierbei sind die Modelle des Cold Backup, Warm Backup oder des Load-Balancing (Clustering) vorstellbar. Es wird jeweils ein zweiter Server mit repliziertem Datenbestand eingesetzt, der entweder passiv bereitsteht für den Fall einer Störung des ersten Servers oder ständig parallel betrieben wird, aber keine Aufgaben übernimmt, oder aber ständig parallel betrieben wird und damit den ersten Server entlastet.

Das Schulungsangebot sollte bei Gemeinschaftspraxen noch verstärkt werden, da bei der größeren Anzahl an Mitarbeitern die Prozesse eine höhere Komplexität aufweisen. Um die Zusammenhänge nachvollziehen zu können, ist ein grundsätzliches Systemverständnis notwendig. Es sollte außerdem eine Art „Vor-Ort-Admin" ausgebildet werden, also ein Mitarbeiter, der sich besonders gut mit den Systemen auskennt, vor Ort helfen kann oder zumindest den Kontakt mit dem IT-Dienstleister als eine Art „IT-Koordinator" übernimmt.

5.4.1.3 MVZ

Um in einem MVZ eine zusätzlich erhöhte Systemverfügbarkeit zu gewährleisten, sollte ein MVZ den Serverbetrieb in ein RZ auslagern, da dort bessere Maßnahmen ergriffen werden können, um Server vor äußeren Störungen zu schützen.

Da ein erheblicher Datenverkehr zwischen MVZ und RZ zustande kommt, sollte eine Standleitung zwischen den beiden Institutionen eingerichtet werden. Allerdings müssen im individuellen Fall das Outsourcing des Serverbetriebs in ein RZ und die zugehörige Einrichtung einer Standleitung hinsichtlich der anfallenden Kosten und der technischen Möglichkeiten am Standort der Praxis hinterfragt werden.

Grundsätzlich kann das Outsourcing von Dienstleistungen in ein RZ auch in kleineren Praxen stattfinden, um den Aufwand und die Verantwortung für den Arzt zu reduzieren, sofern dies erwünscht und technisch problemlos möglich ist.

Bei einem MVZ sollte ein IT-Mitarbeiter in der Praxis vor Ort sein, um als First-Level-Support zu fungieren und Probleme direkt ohne Einbindung des IT-Dienstleisters zu lösen.

5.4.1.4 Ärztliche Notdienstzentrale

In ärztlichen Notdienstzentralen müssen ausgereifte Mobile Computing-Lösungen sowie eine leistungsfähige Benutzerverwaltung mit entsprechenden Rechtekonzepten eingesetzt werden, da sich hier die Mitarbeiter mobile Arbeitsplätze einrichten müssen und eine relativ hohe Personalfluktuation herrscht.

Aufgrund der besonderen Abläufe und Anforderungen in dieser medizinischen Einrichtung besteht ein Bedarf an speziell angepassten IT-Konzepten. Zwar handelt es sich bei ärztlichen Notdienstzentralen um ein prädestiniertes Einsatzgebiet für ausgereifte IT-Lösungen, aufgrund der Individualität der Anforderungen kann im Rahmen dieser Thesis jedoch nicht näher auf entsprechende Konzepte eingegangen werden.

5.4.2 Nach Zeithorizont

Bei der Vielzahl von Empfehlungen sollen diese nun eine zeitliche Einordnung erfahren, um darzustellen, welche Aspekte als technisch einwandfrei realisierbar und als in der heutigen Praxis erforderlich eingestuft werden und welche Themen im Gegensatz dazu vermutlich erst

in den kommenden Jahren an Wichtigkeit gewinnen. Für Letztere befinden sich entsprechende Lösungskonzepte momentan zum Teil noch in der Entwicklung.

5.4.2.1 Unmittelbar

Um die gesetzlichen Vorgaben beispielsweise hinsichtlich der Online-Abrechnung zu erfüllen, ist es notwendig, schnellstmöglich einen Internetzugang zu schaffen. Aufgrund der vorherrschenden Sicherheitsbedenken und der vorhandenen Bedrohungssituation muss damit
einhergehend ein System zur Absicherung eingerichtet werden. Die Praxis kann sich erst nach
der Einrichtung einer Internetverbindung, welche den physischen Datentransfer über die Praxisräumlichkeiten hinaus technisch ermöglicht, als integraler Bestandteil eines vernetzten
Gesundheitswesens begreifen.

Da es momentan häufig zu Verletzungen der Datenschutzbestimmungen kommt und die technische Realisierbarkeit als sehr einfach erachtet wird, sollte unmittelbar eine personifizierte
Benutzerverwaltung etabliert werden.

Auch das BFB-Verfahren kann sofort Anwendung finden, um die Prozesse in der Praxis effizienter zu gestalten. Damit einhergehend muss analysiert werden, inwiefern die IT die bestehenden Prozesse unterstützt, ob es beispielsweise zu unnötigen Medienbrüchen kommt oder
ob an manchen Stellen die vorhandene IT besser eingesetzt werden könnte. Sämtliche Mitarbeiter sollten ein Gefühl dafür entwickeln, an welchen Stellen Prozesse automatisierbare Teil-
abläufe aufweisen, die zum gegebenen Zeitpunkt noch manuell durchgeführt werden.

Letztlich muss unmittelbar eine Vereinbarung geschlossen werden, um eine problemorientier-
te Beratung eines IT-Dienstleisters im konkreten Bedarfsfall zu erhalten. Diese Unterstützung
ist zumeist notwendig, wirtschaftlich sinnvoll und schafft Sicherheit im Umgang mit den Systemen.

5.4.2.2 Mittelfristig

Mittelfristig müssen ausgereifte Datenschutz-Konzepte entworfen und umgesetzt werden,
beginnend mit der Einführung eines Rechtekonzeptes, das zusammen mit der personifizierten
Benutzerverwaltung wesentlich höheren Schutz für sensible Daten bietet.

Der zunehmende Ausbau der Mobilfunknetze für den Datenverkehr wird sowohl eine ausreichend hohe Bandbreite als auch eine angemessene, weitestgehend ortsunabhängige Verfüg-

barkeit gewährleisten. Zudem werden sich die mobilen Endgeräte rasant weiterentwickeln und damit in Verbindung mit dem Netzausbau verbesserte Grundlagen für die Nutzung des Mobile Computing gewährleisten. Mittelfristig werden hier entsprechende Konzepte umgesetzt werden müssen, die dem Arzt die komfortable und qualitativ hochwertige Tätigkeit bei Haus- und Heimbesuchen ermöglichen.

Ein weiteres Ziel für die kommenden Jahre stellt die Umgestaltung der AIS-Architektur dar. Die jeweiligen Hersteller sollten ihre Systeme neu konzipieren, um eine Architektur abzubilden, die eine Öffnung der Systeme für verteilte Dienste ermöglicht. SOA-Dienste müssen geschaffen, angeboten und nachgefragt werden. In besonders effizienter Form kann dies geschehen, wenn die SOA-Dienste in die AIS integrierbar sind.

Da in den nächsten Jahren mit der Einführung weiterer Ausbaustufen der TI gerechnet werden kann, müssen die Vorgänge der Arztpraxis stets mit Hinblick auf kommende Neuerungen hinterfragt und angepasst werden. Praxisinhaber sollten die neuen Möglichkeiten der TI stets im Auge behalten, sodass diese zügig Eingang in die ärztlichen Arbeitsabläufe finden. Dabei wird es notwendigerweise zu Prozessumstrukturierungen kommen.

Um diese Prozessumstrukturierungen effizient durchführen zu können und technologisch zukunftsfähig zu sein, müssen regelmäßige Prozess-Reviews und Coachings gemeinsam mit einem geeigneten IT-Dienstleister stattfinden.

Die mittelfristige Vision einer Arztpraxis sieht diese außerdem fast gänzlich ohne eigene IT-Geräte, da so viele Dienstleistungen wie möglich in RZ ausgelagert sind und dort die entsprechenden Geräte genutzt werden. Die Praxis verfügt dann nur noch über notwendige Bürogeräte und Thin Clients bzw. Terminals.

5.4.2.3 Langfristig

Der Erwerb von grundlegenden IT-Kenntnissen sollte zum Bestandteil der Ausbildung medizinischer Berufe geworden sein, sodass die Technologie von einem neuen Blickwinkel betrachtet und professionell genutzt werden kann.

Als zentrale Anwendung der TI wurde die ePA konzipiert, die bei Einführung einen entscheidenden Fortschritt in der Organisation der medizinischen Versorgung darstellen wird. Ärzte sollten sich frühzeitig mit diesem Konzept und den damit verbundenen Auswirkungen auseinandersetzen. Spätestens bei dessen Einführung wird es sich als positiv erweisen, wenn der Praxisinhaber sich zuvor mit den Chancen und Möglichkeiten der neuen Technologie beschäftigt hat.

6   Zielkontrolle und weiterführende Aspekte

Entsprechend dem Titel dieser Thesis bestand das zentrale Ziel in der Erstellung eines zukunftssicheren IT-Konzepts, das in Arztpraxen und in MVZ im Kontext der TI angewendet werden kann.

Den Rahmen für ein solches Konzept bilden die besonderen Gegebenheiten des komplexen Gesundheitswesens sowie die TI, deren Implementierung in Deutschland bereits seit einigen Jahren gesetzlich festgeschrieben ist und derzeit vorangetrieben wird. Das Einführungskapitel beschrieb sowohl die grundsätzliche Struktur des deutschen Gesundheitswesens als auch den Aufbau und die Funktionalitäten der TI. Um die Zukunftssicherheit des Konzeptes zu gewährleisten, wurde bei der Beschreibung der TI darauf geachtet, dass nicht nur bereits im Betrieb befindliche Anwendungen und Funktionalitäten, sondern auch derzeit in Planung befindliche Komponenten berücksichtigt werden. Aufgrund der Vielzahl von Planungsänderungen wurde versucht, auch Neuigkeiten, die während der Erstellung dieser Thesis publik wurden, einzubinden.

Zur Entwicklung des endgültigen Konzepts fand zuerst eine Prozessanalyse basierend auf Beobachtung realer Systemumgebungen statt, die zu einer Anforderungsdefinition führte. Danach wurden die aktuell verfügbaren Konzepte für den ambulanten Sektor erfasst, beschrieben und geprüft, bevor die Entwicklung des Sollkonzeptes erfolgte. Das Vorgehen der Konzeptentwicklung war somit systematisch aufgebaut und durch reale Gegebenheiten untermauert.

Durch die Hospitationen, die sowohl in klassischen Arztpraxen als auch in einem MVZ stattfanden, konnten die Prozessanalysen basierend auf Beobachtungen der realen Abläufe in beiden Praxisformen durchgeführt werden. Somit wurde sichergestellt, dass das Konzept tatsächlich einen Bezug sowohl zur Arbeit in Einzelpraxen als auch in MVZ aufweist. Zusätzlich wurde bei der Beschreibung des Sollkonzepts unterschieden zwischen einer Ausstattung für klassische Arztpraxen, Gemeinschaftspraxen und MVZ, sodass für jede Praxisform eine optimal zugeschnittene Anwendung möglich wird.

Das Sollkonzept wurde sorgfältig erarbeitet und ausführlich beschrieben. Die Aufarbeitung folgte auch hier einer strikten Systematik: Zuerst wurde als Kontext für das Konzept das dahinterstehende Grundverständnis beschrieben. Nachfolgend wurden konzeptionelle Ideen aufgegriffen und anschließend konkretisiert dargestellt, in Form technischer Paradigmen zur Umsetzung bis hin zu einer konkreten Ausstattungsempfehlung, angepasst an verschiedene Praxisgrößen bzw. -formen. Um den Blick für die zukünftige Entwicklung des Gesundheitswesens nicht aus den Augen zu verlieren, erfolgte eine Unterscheidung in zeitliche Horizonte der Notwendigkeit und Umsetzbarkeit der einzelnen Komponenten.

Die Formulierung des Sollkonzepts ist verbunden mit konkreten Handlungsempfehlungen, die sich nicht nur an Ärzte und Praxisinhaber, sondern auch an IT-Dienstleister und die Politik richten.

Zwar gelang im Rahmen dieser Thesis die Erstellung eines ganzheitlichen und umfassenden IT-Konzeptes für Arztpraxen und MVZ, dennoch konnten einige Themen sowohl aus Gründen der beschränkten Zeit für die Erstellung der Thesis als auch hinsichtlich des Umfangs nicht weiter vertieft und aufgearbeitet werden. Somit bietet diese Thesis in vielerlei Hinsicht die Möglichkeit für anknüpfende und weiterführende Arbeiten.

Der Entwicklung des Zielkonzeptes lag eine intensive Prozessanalyse ärztlicher Tätigkeiten im ambulanten Umfeld zugrunde, um eine möglichst hohe Nähe zur Praxis und den dort vorherrschenden Problemen zu gewährleisten. Diese systematische Herangehensweise erwies sich als zielführend, dennoch muss einschränkend erwähnt werden, dass die Analyse der Prozesse lediglich in wenigen, ausgewählten Einrichtungen durchgeführt wurde. Trotz des Versuchs möglichst repräsentative Praxen bzw. MVZ zu besuchen, kann aufgrund der geringen Stichprobengröße nicht nachgewiesen werden, dass die Erfahrungen auf die Gesamtheit deutscher Arztpraxen anwendbar sind.

Nichtsdestotrotz decken sich die Beobachtungen größtenteils mit den Erfahrungen von langjährig am Markt tätigen IT-Dienstleistern im medizinischen Bereich und wurden auch durch deren Know-How angereichert. Allerdings ist zu bedenken, dass sich alle besuchten Einrichtungen in Baden-Württemberg befanden, das als technologisch fortschrittliches Bundesland gilt, und zudem alle Einrichtungen mit AIS arbeiteten. Daher liegt die Vermutung nahe, dass ein Querschnitt über die Praxen im Bundesgebiet, eine weitaus schlechtere Ausstattung mit IT zutage bringen würde.

Um die stichprobenartig erworbenen Kenntnisse auf ihre Allgemeingültigkeit hin zu überprüfen und damit gegebenenfalls auch die Gültigkeit und Anwendbarkeit des Zielkonzeptes zu untermauern, erscheint eine repräsentative Befragung einer weitaus höheren Anzahl von Praxen, möglichst im gesamten Bundesgebiet, als notwendig. Da dies aus Zeitgründen kaum in Form von Hospitationen zu bewältigen sein wird, sollten eine gezielte Befragung und deren wissenschaftliche Auswertung sowohl realisierbar als auch zielführend sein.

Eine derartige Befragung darf nicht nur versuchen, die aktuellen Zustände in den Praxen zu bestimmen, sondern könnte bereits die Visionen der Ärzte und auch die Akzeptanz für vorgestellte Aspekte dieses Zielkonzeptes abfragen. Somit würde nicht nur die Grundlage für die Erstellung des Zielkonzeptes abgesichert, sondern es könnte auch die Gültigkeit und Akzeptanz dieses Konzeptes geprüft werden.

Abgesehen von der Untermauerung der im Rahmen dieser Thesis vorgestellten Arbeitsergebnisse können einige Themenaspekte weiter vertieft werden. Beispielsweise wäre eine Analyse der Prozesse und Anforderungen in ärztlichen Notfallzentren sinnvoll, um individualisierte IT-Konzepte entwickeln zu können, welche aufgrund der speziellen Arbeitsabläufe erforderlich sind.

Zur genauen Untersuchung des quantitativen Nutzens des BFB-Verfahrens könnte eine ausführliche Kostenanalyse mit Berechnung der Auswirkungen auf die stattfindenden Prozesse interessante Ergebnisse zutage bringen. Damit sollen nur zwei Beispiele für weitere Vertiefungsmöglichkeiten aufgezeigt sein.

Während der Erstellung der Thesis fiel auf, dass es auf dem Gebiet der stationären, klinischen Versorgung ein weitaus breiteres Angebot an Literatur besteht als im Bereich des ambulanten Sektors, obwohl ein großer Bedarf an untersuchenden Studien und Prozessverbesserungen hier ebenfalls vorhanden ist. Somit kann im ambulanten Sektor ein dankbares Betätigungsfeld für weitere wissenschaftliche Arbeiten gesehen werden.

Literaturverzeichnis

Accenture. (2011) [Online im Internet]. *Die Chancen der mobilen Evolution.* Abgerufen am 15. Januar 2012 von http://www.accenture.com/siteCollectionDocuments/Local_Germany/ PDF/Accenture-Studie-Mobile-Web-Watch-2011.pdf.

Ackermann, M. (2009) [Online im Internet]. *Klartext. Ärzte und Psychotherapeuten ans Netz bringen.* Abgerufen am 23. November 2011 von http://www.kbv.de/publikationen/ 24696.html.

Ackermann, M. (2008) [Online im Internet]. *Klartext. Mehr Transparenz durch Direktabrechnung.* Abgerufen am 28. November 2011 von http://www.kbv.de/publikationen/ 13355.html.

Ahnert, S. (2009). Virtuelle Maschinen mit VMware und Microsoft. Für Entwicklung, Schulung, Test und Produktion. München: Addison-Wesley Verlag.

AOK Arztebefragung. (2011) [Online im Internet]. *Budgetvorgaben, Arbeitsbelastung und Praxisöffnungszeiten am Quartalsende.* Abgerufen am 15. Januar 2012 von http://www.aok-bv.de/imperia/md/aokbv/presse/veranstaltungen/2011/07_ergebnis_aerztebefragung.pdf.

Apotheke Adhoc. (2010) [Online im Internet]. *DocMorris schielt auf Folgerezepte.* Abgerufen am 14. Januar 2012 von http://www.apotheke-adhoc.de/Nachrichten/Markt/ 9366.html.

Armbrust, M., Fox, A., Griffith, R., Joseph, A. D., Katz, R., Konwinski, A., et al. (2009) [Online im Internet]. *Above the Clouds: A Berkeley View of Cloud Computing.* Abgerufen am 01. Januar 2012 von http://x-integrate.de/x-in-cms.nsf/id/DE_Von_Regenmachern_und_ Wolkenbruechen_-_Impact_2009_Nachlese/$file/abovetheclouds.pdf.

Bachinger, G. (2011) [Online im Internet]. *DiePresse.com. Streit um ELGA: Keine Angst, die Patienten bleiben angezogen.* Abgerufen am 28. Dezember 2011 von http://diepresse.com/ home/meinung/gastkommentar/716223/Streit-um-ELGA_Keine-Angst-die-Patienten-bleiben-angezogen.

Baier, E. (2007). Marktpotenziale IT-basierter Gesundheitsdienstleistungen. Eine Studie am Beispiel des Standorts Baden-Württemberg. *FAZIT Forschung. Schriftenreihe Informations- und Medientechnologien in Baden-Württemberg.*

Banse, G. (2002). Elektronische Signaturen in Zukunftsbildern - Kulturelle Reflexionen. In C. J. Langebach, & O. Ulrich (Hrsg.), *Papierwelt und digitale Welt - Kulturelle Reflexionen* (Bd. 12, S. 35-47). Berlin/Heidelberg: Springer Verlag.

Bärwolff, H., Victor, F., & Hüsken, V. (2006). *IT-Systeme in der Medizin.* Wiesbaden: Friedr. Vieweg & Sohn Verlag.

Beneker, C. (2008). Für alle Fälle: Blankoformulare. *Ärzte Zeitung.*

brother. (kein Datum) [Online im Internet]. *Brother HL-5380DN Praxis. Professioneller High-Speed Netzwerk-Laserdrucker.* Abgerufen am 17. November 2011 von http:// www.brother.de/g3.cfm/s_page/65190/s_level/37470/s_product/HL5380DN2LTKEYG1.

Bundesamt für Gesundheitheit (BAG). (2011) [Online im Internet]. *Strategie eHealth Schweiz.* Abgerufen am 27. Dezember 2011 von http://www.bag.admin.ch/themen/ gesundheitspolitik/10357/10359/index.html?lang=de.

Bundesamt für Sicherheit in der Informationstechnik. (kein Datum) [Online im Internet]. *Drive-by-Exploits.* Abgerufen am 15. Januar 2012 von https://www.bsi-fuer-buerger.de/ContentBSIFB/WissenswertesHilfreiches/Service/Aktuell/Meldungen/Drive-by-Exploits_20110805.html.

Bundesamt für Sicherheit in der Informationstechnik. (kein Datum) [Online im Internet]. *Remote-Controlled Browsers System (ReCoBS). Grundlagen und Anforderungen.* Abgerufen am 01. Dezember 2011 von https://www.bsi.bund.de/ContentBSI/Themen/Internet_ Sicherheit/Gefaehrdungen/AktiveInhalte/schutzmoeglichkeiten/recobs/loesungsansatz.html.

Bundesärztekammer & Kassenärztliche Bundesvereinigung. (Mai 2008). Empfehlungen zur ärztlichen Schweigepflicht, Datenschutz und Datenverarbeitung in der Arztpraxis. *Deutsches Ärzteblatt.*

Bundeskriminalamt. (2010). *Cybercrime. Bundeslagebericht 2010.* Wiesbaden.

Bundesministerium für Gesundheit. (2011). *Daten des Gesundheitswesens 2011.* Berlin.

Bundesnetzagentur für Elektrizität, Gas, Telekommunikation, Post und Eisenbahnen Deutschland. (2011). *Jahresbericht 2010*. Bonn.

Bundesverband der Deutschen Volksbanken und Raiffeisenbanken (BVR). (2011). *VR Branchen special. Ärzte.* Berlin: Deutscher Genossenschafts-Verlag eG.

Bundesverband Informationswirtschaft, Telekommunikation und neue Medien e.V. (2009) [Online im Internet]. *IT-Trends 2009: Kosten sparende Anwendungen haben Konjunktur.* Abgerufen am 17. Januar 2012 von http://www.bitkom.org/files/documents/BITKOM_ Presseinfo_IT-Trends_02_02_2009_final.pdf.

Bundeszentrale für politische Bildung. (kein Datum) [Online im Internet]. *Arzneimittelversorgung. Verordnung und Verbrauch von Arzneimitteln.* Abgerufen am 15. November 2011 von http://www.bpb.de/themen/WZDR7I,0,Gesundheitspolitik_ Lernobjekt.html?lt=AAB779&guid=AAB620.

Bundeszentrale für politische Bildung. (kein Datum) [Online im Internet]. *Die soziale Situation in Deutschland.* Abgerufen am 31. Oktober 2011 von http://www.bpb.de/wissen/ 1KNBKW.

Claßen, R. (2009). Basisinformationen zum Gesundheitswesen. In C. Johner, & P. Haas (Hrsg.), *Praxishandbuch. IT im Gesundheitswesen* (S. 109-130). München: Carl Hanser Verlag.

Cuhls, K., von Oertzen, J., & Kimpeler, S. (2007). Zukünftige Informationstechnologie für den Gesundheitsbereich. *FAZIT Forschung. Informations- und Medientechnologien in Baden-Württemberg.*

Deutsche Gesellschaft für Medizinische Informatik, Biometrie und Epidemiologie e.V. (GMDS). (kein Datum) [Online im Internet]. *Qualifizierung für Telemedizin und Telematik.* Abgerufen am 28. Dezember 2011 von http://www.e-health-com.eu/fileadmin/ user_upload/dateien/Downloads/gmds-oitionspapier_Qualifizierung_fuer_Telemedizin_und_ Telematik.pdf.

Deutsches Ärzteblatt. (2011). Praxissoftware auf dem iPad. *PRAXiS*, S. 30.

Deutsches Institut für Medizinische Dokumentation und Information (DIMDI). (2011) [Online im Internet]. *ABDA - Datenbanken.* Abgerufen am 30. November 2011 von http://www.dimdi.de/static/de/amg/abda/index.htm.

Dorschel, J. (2011) [Online im Internet]. *Bring your own Device - Rechtssichere Gestaltung.* Abgerufen am 25. Januar 2012 von http://www.secopan.de/vortraege/Webinar_BYOD.pdf.

E-HEALTH-COM. (2011) [Online im Internet]. *Elektronische Gesundheitskarte: Basis-Rollout ist „technisch abgeschlossen".* Abgerufen am 16. Januar 2012 von http://www.e-health-com.eu/details-news/elektronische-gesundheitskarte-basis-rollout-ist-technisch-abgeschlossen/.

E-HEALTH-COM. (2011) [Online im Internet]. *Mathe für eGK-Profis: 10 plus 10 gleich Online-VSD.* Abgerufen am 15. Januar 2012 von http://www.e-health-com.eu/details-news/mathe-fuer-egk-profis-10-plus-10-gleich-online-vsd/.

EurActiv.com. (2011) [Online im Internet]. *EurActiv com. EU-Nachrichten & Politikdebatten. EU und USA: Einigung, bei e-Gesundheit zu kooperieren.* Abgerufen am 28. Dezember 2011 von http://www.euractiv.com/de/gesundheit/eu-und-usa-einigung-bei-e-gesundheit-zu-kooperieren-news-500822.

EurActiv.com. (2010) [Online im Internet]. *EurActiv.com. EU-Nachrichten und Politikdebatten. E-Health - elektronische Gesundheitdienste.* Abgerufen am 27. Dezember 2011 von http://www.euractiv.com/de/gesundheit/e-health-elektronische-gesundheitdienste/article-103635.

Feuerlicht, G., & Govardhan, S. (2009). SOA: Trends and Directions. *Proceedings of the 17th International Conference on Systems Integration 2009*, (S. 149-155). Prag.

FOCUS online. (2009) [Online im Internet]. *Datenschutzbeauftragter Schaar hält Gesundheitskarte für sicher.* Abgerufen am 15. Januar 2012 von http://www.focus.de/gesundheit/gesundheits-news/gesundheitskarte-datenschutzbeauftragter-schaar-haelt-gesundheitskarte-fuer-sicher_aid_386650.html.

FOKUS & gematik GmbH. (2009). Untersuchung zur Forderung nach Tests mit zusätzlichen dezentralen Speichermedien: Einführung der elektronischen Gesundheitskarte.

FOKUS. (2008). e-Health Infrastrukturen: Sichere Serviceorientierte Architekturen im Gesundheitswesen. Berlin.

Franck, A.-L., & Henninger, T. (2008) [Online im Internet]. *BPMN 2008.* (J. Freund, Hrsg.) Abgerufen am 16. Januar 2012 von http://www.bpm-guide.de/wp-content/uploads/2008/10/BPMN-2008.pdf.

Freund, J., & Rücker, B. (2010). *Praxishandbuch BPMN 2.0.* München/Wien: Carl-Hanser Verlag.

Gabler Verlag (Hrsg). (kein Datum) [Online im Internet]. *Gabler Wirtschaftslexikon. Stichwort: Medienbruch.* Abgerufen am 15. Januar 2012 von http://wirtschaftslexikon. gabler.de/Archiv/77699/medienbruch-v6.html.

gematik GmbH. (kein Datum) [Online im Internet]. *Anwendungen der eGK.* Abgerufen am 11. November 2011 von http://gematik.de/cms/de/egk_2/anwendungen/anwendungen_1.jsp.

gematik GmbH (2008) [Online im Internet]. *Die elektronische Gesundheitskarte im Feldtest - Bericht der gematik GmbH.* Abgerufen am 15. Januar 2012 von http://www.dkgev.de/media/file/4506.gematik_DDrees_20_05_2008_3671.pdf.

gematik GmbH. (2008) [Online im Internet]. *Fachkonzept Verordnungsdatenmanagement (VODM).* Abgerufen am 15. Oktober 2011 von http://www.gematik.de/cms/media/dokumente/release_2_3_4/release_2_3_4_fachanwendungen/gematik_VOD_Facharchitektur_VODM_V151.pdf.

gematik GmbH. (kein Datum) [Online im Internet]. *Historie.* Abgerufen am 20. Oktober 2011 von http://gematik.de/cms/de/gematik/unternehmensorganisation/historie_1/historie_1.jsp.

gematik GmbH. (kein Datum) [Online im Internet]. *Informationen zum Basis Rollout.* Abgerufen am 31. Oktober 2011 von http://gematik.de/cms/de/betrieb_2/supportbasisrollout/4.jsp.

gematik GmbH. (2008) [Online im Internet]. *Konnektorspezifikation.* Abgerufen am 15. Januar 2012 von http://www.gematik.de/cms/media/dokumente/release_2_3_4/release_2_3_4_dezkomponenten/gematik_KON_Konnektor_Spezifikation_V2100.pdf.

gematik GmbH. (2008) [Online im Internet]. *Speicherstrukturen der eGK für Gesundheitsanwendungen.* Abgerufen am 15. Januar 2012 von http://www.gematik.de/cms/ media/dokumente/release_0_5_3/release_0_5_3_egk/gematik_eGK_Speicherstrukturen_V1_ 6_0.pdf.

gematik GmbH. (kein Datum) [Online im Internet]. *Spezifikation - Technische Vorgaben.* Abgerufen am 22. Oktober 2011 von http://gematik.de/cms/de/spezifikation/ spezifikation_1.jsp.

gematik GmbH. (2007). Spezifikation der Broker Services.

gematik GmbH. (2009). Spezifikation des elektronischen Heilberufsausweises. Teil III: SMC - Anwendungen und Funktionen.

gematik GmbH. (kein Datum) [Online im Internet]. *Spezifikation. In Vorbereitung.* Abgerufen am 27. Oktober 2011.

gematik GmbH. (kein Datum) [Online im Internet]. *Telematikinfrastruktur.* Abgerufen am 22. Oktober 2011 von http://gematik.de/cms/de/egk_2/telematikinfrastruktur/telematik infrastruktur_1.jsp.

gematik GmbH. (2008). *Whitepapier Sicherheit.* Berlin.

Gericke, A., Rohner, P., & Winter, R. (2006). Vernetzungsfähigkeit im Gesundheitswesen – Notwendigkeit, Bewertung und systematische Entwicklung als Voraussetzung zur Erhöhung der Wirtschaftlichkeit administrativer Prozesse. *HMI. Praxis der Wirtschaftsinformatik, 251.*

Gesundheitsberichterstattung des Bundes. (2010) [Online im Internet]. *Krankheitskosten in Mio. € für Deutschland.* Abgerufen am 10. November 2011 von http://www.gbe-bund.de/oowa921-install/servlet/oowa/aw92/dboowasys921.xwdevkit/xwd_init?gbe.isgbetol/ xs_start_neu/&p_aid=3&p_aid=66833526&nummer=553&p_sprache=D&p_indsp=- &p_aid=44822696.

Gesundheitsberichterstattung des Bundes. (2010) [Online im Internet]. *Krankheitskosten je Einwohner in €.* Abgerufen am 24. Januar 2012 von http://www.gbe-bund.de/gbe10/express.prc_expr?p_aid=71558696&p_uid=gast&p_sprachkz=D&p_var=0&n

ummer=557&p_indsp=&p_ityp=H&p_hlpnr=3&p_lfd_nr=1&p_sprache=D&p_news=&p_jan
ein=J.

Grätzel, P. (2011). Ärzte Zeitung. E-Card-Beschluss lässt viele Fragen offen.

Gundermann, L. (2008). Telematikinfrastruktur der elektronischen Gesundheitskarte: Basis
für sichere Datenspeicherung. *Deutsches Ärzteblatt*, S. 22.

Guzek, G. (2009) [Online im Internet]. *durchblick gesundheit*. Abgerufen am 22. Dezember
2011 von http://www.durchblick-gesundheit.de/content/red.otx/1177,80671,0.html.

Haas, P. (2006). eHealth verändert das Gesundheitswesen. *HMD. Praxis der
Wirtschaftsinformatik, 251.*

Haas, P. (2006). Gesundheitstelematik: Grundlagen, Anwendungen, Potenziale. Heidelberg:
Springer-Verlag.

Hallbach, J. (2006). *Klinische Chemie und Hämatologie für den Einstieg.* Stuttgart: Georg
Thieme Verlag.

Hannoversche Allgemeine. (2010) [Online im Internet]. *Rösler will bessere Bezahlung von
Hausärzten durchsetzen.* Abgerufen am 24. Januar 2012 von
http://www.haz.de/Nachrichten/Politik/Deutschland-Welt/Roesler-will-bessere-Bezahlung-
von-Hausaerzten-durchsetzen.

Hartel, M., Staub, L., Röder, C., & Eggli, S., et al. (2011). High incidence of medication
documentation errors in a Swiss university hospital due to the handwritten prescription
process. BMC Health Services Research.

HealthTech Wire. (2011) [Online im Internet]. *Nuance Spracherkennung jetzt in Siemens
Krankenhausinformationssystemen verfügbar.* Abgerufen am 25. November 2011 von
http://www.healthtechwire.de/nachrichten/news/firma/nuance_communications/artikel/2717/n
uance_spracherkennung_jetzt_in_siemens_krankenhausinformationssystemen_verfuegbar.ht
ml.

Herbek, S., & Eisl, H. (2011) [Online im Internet]. *Österreich: ELGA vernetzt
Gesundheitswesen.* Abgerufen am 15. Januar 2012 von http://www.e-health-com.eu/details-
news/oesterreich-elga-vernetzt-gesundheitswesen/.

IMS Health GmbH & Co. OHG. (2011) [Online im Internet]. *Versandhandel mit Arzneien und Gesundheitsprodukten befindet sich in der ersten Jahreshälfte 2011 weiter im Aufwind.* Abgerufen am 15. Januar 2012 von http://www.imshealth.com/portal/ site/imshealth/menuitem.a46c6d4df3db4b3d88f611019418c22a/?vgnextoid=864d2704a00133 10VgnVCM100000ed152ca2RCRD&vgnextchannel=41a67900b55a5110VgnVCM10000071 812ca2RCRD&vgnextfmt=default.

Initiative D21 e.V. & TNS Infratest. (2011). *Digitale Gesellschaft 2011.*

Innominate Security Technologies AG. (2009) [Online im Internet]. *Innominate mGuard. RemoteOffice.* Abgerufen am 25. November 2011 von http://team2work.eu/download/ Remote_Office_RA2009.pdf.

IT Process Maps GbR. (2011) [Online im Internet]. *IT Service Continuity Management.* Abgerufen am 2012. Januar 15 von http://wiki.de.it-processmaps.com/index.php/ IT_Service_Continuity_Management.

Kassenärztliche Bundesvereinigung (KBV). (2010) [Online im Internet]. Abrechnen per Mausklick. Online-Abrechnung – Jede fünfte Arztpraxis übermittelt ihre Quartalsabrechnung online. Ab 2011 wird das für alle zur Pflicht. Abgerufen am 10. November 2011 von http://www.kbv.de/presse/36724.html.

Kassenärztliche Bundesvereinigung (KBV). (2011) [Online im Internet]. *EDV-Statistik. Top 20 der Fachgruppen.* Abgerufen am 28. November 2011 von http://www.kbv.de/ ita/4304.html.

Kassenärztliche Bundesvereinigung (KBV). (2010) [Online im Internet]. *Entwicklung der Medizinischen Versorgungszentren.* Abgerufen am 06. Dezember 2011 von http://daris.kbv.de/daris/link.asp?ID=1003764332.

Kassenärztliche Bundesvereinigung (KBV). (2009) [Online im Internet]. *Häufige Fragen. Blankoformularbedruckung.* Abgerufen am 19. November 2009 von http://www.kbv.de/ita/ 4413.html.

Kassenärztliche Bundesvereinigung (KBV). (2011) [Online im Internet]. *Installationsstatistik - Anbieter.* Abgerufen am 29. November 2011 von http://daris.kbv.de/daris/ link.asp?ID=1003737293.

Kassenärztliche Bundesvereinigung (KBV). (2010) [Online im Internet]. *Installationsstatistik - Systeme.* Abgerufen am 14. Januar 2012 von http://daris.kbv.de/daris/ link.asp?ID=1003737294.

Kassenärztliche Bundesvereinigung (KBV). (2010) [Online im Internet]. *KV-FlexNet. KV-FlexNet: Flexibler Zugriff auch auf überregionale Angebote.* Abgerufen am 05. Dezember 2011 von http://www.kbv.de/24875.html.

Kassenärztliche Bundesvereinigung (KBV). (2011) [Online im Internet]. *KV-SafeNet. Checkliste und Konditionen - So erhalten Sie einen KV-SafeNet*-Anschluss.* Abgerufen am 05. Dezember 2011 von http://www.kbv.de/23800.html.

Kassenärztliche Bundesvereinigung (KBV). (2010) [Online im Internet]. *KV-SafeNet. Fragen und Antworten zum KV-SafeNet.* Abgerufen am 02. Dezember 2011 von http://www.kbv.de/12154.html.

Kassenärztliche Bundesvereinigung (KBV). (2010) [Online im Internet]. *KV-SafeNet. KV-SafeNet*: Bundesweit vernetzt mit dem Rundum-sorglos-Paket* Abgerufen am 01. Dezember 2011 von http://www.kbv.de/24874.html.

Kassenärztliche Bundesvereinigung (KBV). (2010) [Online im Internet]. *KV-WebNet. Ihre KV im Internet: Zugang über KV-WebNet.* Abgerufen am 05. Dezember 2011 von http://www.kbv.de/36993.html.

Kassenärztliche Bundesvereinigung (KBV). (2011) [Online im Internet]. *Medizinische Versorgungszentren (MVZ).* Abgerufen am 05. Dezember 2011 von http://www.kbv.de/koop/8791.html.

Kassenärztliche Bundesvereinigung (KBV). (2010) [Online im Internet]. *Online-Anbindung. Mach's online – Vorteile der papierlosen Praxis und die Wege zur Online-Anbindung.* Abgerufen am 11. November 2011 von http://www.kbv.de/service/12629.html.

Kassenärztliche Bundesvereinigung (KBV). (2010) [Online im Internet]. *Online-Anbindung. Online-Abrechnung.* Abgerufen am 01. November 2011 von http://www.kbv.de/37540.html.

Kassenärztliche Bundesvereinigung (KBV). (2005) [Online im Internet]. Richtlinien der Kassenärztlichen Bundesvereinigung für den Einsatz von IT-Systemen in der Arztpraxis zum

Zweck der Abrechnung gemäß § 295 Abs. 4 SGB V vom 23. Mai 2005. Abgerufen am 25. November 2011 von http://www.aerzteblatt.de/archiv/47643.

Kassenärztliche Bundesvereinigung (KBV). (2006) [Online im Internet]. *Schnittstellen. xDT - Synonym für elektronischen Datenaustausch in der Arztpraxis.* Abgerufen am 09. Dezember 2011 von http://www.kbv.de/ita/4274.html.

Kassenärztliche Bundesvereinigung (KBV). (2011) [Online im Internet]. *Statistik. Ausgabenentwicklung.* Abgerufen am 05. November 2011 von http://www.kbv.de/ vl/36171.html.

Kassenärztliche Bundesvereinigung (KBV). (2008) [Online im Internet]. *Vertragsmöglichkeiten. Hausarztzentrierte Versorgung.* Abgerufen am 01. November 2011 von http://www.kbv.de/koop/8790.html.

Kassenärztliche Bundesvereinigung (KBV). (2010) [Online im Internet]. *Vertragsmöglichkeiten. Integrierte Versorgung.* Abgerufen am 24. November 2011 von http://www.kbv.de/koop/8777.html.

Kassenärztliche Vereinigung Nordrhein. (2011). Die Ära von Papier- und Diskettenabrechnung geht zu Ende. Ab 2012 auf CD, DVD oder online abrechnen. *kvno aktuell*, S. 18.

Kassenärztliche Vereinigung Nordrhein. (2011) [Online im Internet]. *Merkblatt Blankoformularbedruckung (BFB).* Abgerufen am 01. Dezember 2011 von http://www.kvno.de/downloads/faxabruf/7526-blanform.pdf.

Kassenärztliche Vereinigung Rheinland-Pfalz. (kein Datum) [Online im Internet]. *eGK - Häufige Fragen.* Abgerufen am 30. Oktober 2011 von http://www.kv-rlp.de/ mitglieder/beratung-service/edv-in-der-praxis/egk/haeufige-fragen.html.

KBV, GKV-Spitzenverband, & KZBV. (2011) [Online im Internet]. Basis-Rollout der Kartenterminals bis September. Elektronische Gesundheitskarte – Einzelpraxen können bis zu 850 Euro für Kartenterminals erhalten. Ab Oktober geben Kassen die Karte aus. Abgerufen am 19. Oktober 2011 von http://www.kbv.de/presse/38419.html.

Kirn, S. (2008). *Individualization Engineering.* Göttingen: Cuvillier Verlag.

Klingbeil, J. (2010). Datenschutz für unsere Bürger 2009. 29. Tätigkeitsbericht des Langesbeauftragten für den Datenschutz in Baden-Württemberg. Stuttgart.

Körber, P. (2007). Hausbesuche gehen massiv zurück. *Wiesbadener Kurier*, S. 12.

Korzilius, H. (2006). Rezepte. Verschrieben. *Deutsches Ärzteblatt.*

Kroll, M. K. (2005). Wireless Hospitals. Why helping Patients takes Patience.

Kruczynski, K. (2008). Prozessmodellierung im wettbewerb: BPMN vs. ePK. *is report*, S. 30-35.

Kurose, J. F., & Ross, K. W. (2008). *Computernetzwerke. Der Top-Down-Ansatz.* München: Pearson Studium.

Landesärztekammer Baden-Württemberg. (2009). *Berufsordnung Ärzte.* Stuttgart.

Landesärztekammer Baden-Württemberg, & Landespsychotherapeutenkammer Baden-Württemberg. (2011). Schweigepflicht und Datenschutz. Informationen für Ärztinnen, Ärzte, Psychotherapeutinnen, Psychotherapeuten.

Lipp, M. (2007). *VPN - Virtuelle private Netzwerke.* München: Addison-Wesley.

Ludwig, F. (2010). Kaizen im deutschen Gesundheitswesen - Ist die erfolgreiche Managementmethode aus der Automobilindustrie auch im Krankenhaus anwendbar? Karlsruhe.

Maisch, C. (2007). Die Digitale-Stift-Technologie und deren Einsatzmöglichkeiten in Krankenhäusern. Karlsruhe.

Makoye, K. (2011) [Online im Internet]. *Shout-Africa. Tanzania: Cell phones saving lives in Tanzania.* Abgerufen am 28. Dezember 2011 von http://www.shout-africa.com/health-lifestyle/tanzania-cell-phones-saving-lives-in-tanzania/.

Marwan, P. (2011) [Online im Internet]. *iPad-Einsatz im Krankenhaus.* Abgerufen am 25. 11 2011 von http://www.zdnet.de/galerie/41555288/ipad-einsatz-im-krankenhaus.htm#image=4.

Marwan, P. (2011) [Online im Internet]. *iPad-Einsatz im Krankenhaus.* Abgerufen am 25. November 2011 von http://www.zdnet.de/galerie/41555288/ipad-einsatz-im-krankenhaus. htm#image=5.

Mathas, C. (2008). *SOA intern.* München/Wien: Carl Hanser Verlag.

MEDISTAR Praxiscomputer GmbH. (kein Datum) [Online im Internet]. *Labordatenfernübertragung - Übertragen Sie Ihre Laborergebnisse auf Knopfdruck.* Abgerufen am 26. November 2011 von http://www.MEDISTAR.de/MEDISTAR/module/ ldfue.

MEDISTAR Praxiscomputer GmbH. (kein Datum) [Online im Internet]. *MEDISTAR ELAT. Anwenderbericht.* Abgerufen am 26. November 2011 von http://www.medistar.de/files/ anwenderbericht_elat_dr_bokelmann.pdf.

MEDISTAR Praxiscomputer GmbH. (2009) [Online im Internet]. *Mit MEDISTAR und telemed noch sicherer ins Netz.* Abgerufen am 07. Dezember 2011 von http://www.medistar.de/medistar/aktuelles/mit-medistar-und-telemed-noch-sicherer-ins-netz.

MEDISTAR Praxiscomputer GmbH. (kein Datum) [Online im Internet]. *MOVIESTAR - Das Bild- und Dokumenten-Management-System.* Abgerufen am 15. Januar 2012 von http://www.medistar.de/moviestar/einstieg-in-moviestar.

MEDISTAR Praxiscomputer GmbH. (2008) [Online im Internet]. *Neue Funktionen machen das MEDISTAR-Patiententerminal noch komfortabler.* Abgerufen am 22. Oktober 2011 von http://www.openpr.de/news/237354/Neue-Funktionen-machen-das-MEDISTAR-Patiententerminal-noch-komfortabler.html.

MEDISTAR Praxiscomputer GmbH. (kein Datum) [Online im Internet]. *PC-LOC® - Sichern Sie Zugriffe auf Ihre Benutzerverwaltung schnell und zuverlässig.* Abgerufen am 30. November 2011 von http://www.MEDISTAR.de/MEDISTAR/module/pc-loc.

MEDISTAR Praxiscomputer GmbH. (2011) [Online im Internet]. *So arbeiten Sie richtig mit MEDISTAR-SQL!* Abgerufen am 15. Januar 2012 von http://www.medistar.de/medistar/ aktuelles/so-arbeiten-sie-richtig-mit-medistar-sql.

MEDISTAR Praxiscomputer GmbH. (kein Datum) [Online im Internet]. *Übersicht über die MEDISTAR-Facharztlösungen.* Abgerufen am 15. Januar 2012 von http://www.medistar.de/ node/29.

MEDISTAR Praxiscomputer GmbH. (kein Datum) [Online im Internet]. *Workflow-Baukasten: Sicherheit und Datenschutz.* Abgerufen am 17. November 2011 von http://www.MEDISTAR.de/MEDISTAR/workflow-baukasten/sicherheit-und-datenschutz.

MEDISTAR Praxiscomputer GmbH. (kein Datum) [Online im Internet]. *Zugriffsrechte-Manager - Gehen Sie auf Nummer sicher.* Abgerufen am 23. November 2011 von http://www.MEDISTAR.de/MEDISTAR/module/zugriffsrechte-manager.

Müschenich, M., Scher, P., & Richter, D. (2008). ConceptHospital - Ein Blueprint für das Krankenhaus der Zukunft. In W. Niederlag, H. U. Lemke, E. Nagel, & O. Dössel, et al., *Gesundheitswesen 2025* (S. 229-241). Dresden: Health Academy.

Neu, J., Petersen, D., & Schellmann, W.-D. (2001). *Arzthaftung. Arztfehler. Orthopödie. Unfallchirurgie.* Darmstadt: Steinkopff Verlag.

Neuefeind, W. (2001). Arzthaftungsrecht. Ein Überblick für Rechtsanwender, Ärzte und Patienten. Marburg: Tectum Verlag.

OASIS Open. (2006) [Online im Internet]. *Reference Model for Service Oriented Architecture 1.0.* Abgerufen am 05. Dezember 2011 von http://docs.oasis-open.org/soa-rm/v1.0/soa-rm.pdf.

Obermann, K., & Müller, P. Ärzte im Zukunftsmarkt Gesundheit 2010.

Object Management Group. (kein Datum) [Online im Internet]. *Business Process Model and Notation (BPMN).* Abgerufen am 16. Januar 2012 von http://www.omg.org/spec/BPMN/.

OKI. (kein Datum) [Online im Internet]. *OKI MICROLINE 3390. Technische Daten.* Abgerufen am 25. November 2011 von http://www.oki.de/drucker/nadeldrucker/24-pin-sidm/detail.aspx?prodid=tcm:90-4190-16.

Pharow, P., & Kaiser, J. (2006). Informationssicherheit. In C. Johner, & P. Haas (Hrsg.), *Praxishandbuch. IT im Gesundheitswesen* (S. 467-486). München: Carl Hanser Verlag.

Presse- und Informationsamt der Bundesregierung. (kein Datum) [Online im Internet]. *Bundesregierung. Medizinisches Versorgungszentrum Nachfolger der Poliklinik.* Abgerufen am 05. Dezember 2011 von http://www.bundesregierung.de/Content/DE/Statische Seiten/Breg/20JahreMauerfall/Inhalte/medizinisches-versorgungszentrum-nachfolger-der-poliklinik.html.

PVS / Südwest. Ärztliche Gemeinschaftseinrichtung. (kein Datum) [Online im Internet]. *Das PVS/ Starterpaket.* Abgerufen am 17. Dezember 2011 von http://www.pvs-suedwest.de/vorteilsaktion/starterpaket/.

Redders, M., & Treinat-Goebel, L. (2010). Elektronische (Heil-)Berufsausweise: Mehrwertdienste in Verbindung mit dem eGBR. *E-HEALTH-COM.*

Reinhardt, E. R. (2008). Das zukünftige Gesundheitswesen aus dem Blickwinkel der Industrie. In W. Niederlag, H. U. Lemke, E. Nagel, & O. Dössel, et al. (Hrsg.), *Gesundheitswesen 2025* (S. 78-90). Dresden: Health Academy.

Robert Koch Institut. (2009). Ausgaben und Finanzierung des Gesundheitswesens. *Gesundheitsberichterstattung des Bundes. Heft 45.*

Ruch, A. (2011) [Online im Internet]. *«Ärzte zeigen mit unleserlicher Schrift Überheblichkeit».* Abgerufen am 05. November 2011 von http://www.tagesschau.sf.tv/ Nachrichten/Archiv/2011/10/17/Vermischtes/Aerzte-zeigen-mit-unleserlicher-Schrift-Ueberheblichkeit.

Schaar, P. (2011). Tätigkeitsbericht zum Datenschutz für die Jahre 2009 und 2010. Bonn.

Schellhase, N. (2011) [Online im Internet]. *eGK: Basis-Rollout ist gestartet.* Abgerufen am 07. November 2011 von http://www.e-health-com.eu/thema-der-woche/egk-basis-rollout-ist-gestartet/.

Schmacke, N. (2012). Alter und Krankheit: eine Frage neuer Versorgungsformen, nicht nur für alte Menschen. In C. Günster, J. Klose, & N. Schmacke, *Versorgungs-Report 2012. Schwerpunkt: Gesundheit im Alter.* (S. 33-50). Stuttgart: Schattauer GmbH.

Schölkopf, M. (2010). *Das Gesundheitswesen im internationalen Vergleich.* Berlin: Medizinisch Wissenschaftliche Verlagsgesellschaft.

Schröder, M. (2011) [Online im Internet]. *Aus Basler wird Nordwestschweizer eHealth-Pilot.* Abgerufen am 24. Dezember 2011 von http://www.computerworld.ch/news/it-branche/artikel/aus-basler-wird-nordwestschweizer-ehealth-pilot-58524/.

Schweiger, A., Leimeister, J. M., Niggemann, J., Feußner, H., & Krcmar, H., et al. (2006). Softwareagenten für die Überwindung von Medienbrüchen bei der Patientenversorgung – ein Fallbeispiel aus dem Klinikum rechts der Isar der Technischen Universität München. *HMI. Praxis der Wirtschaftsinformatik, 251.*

secureVD. (kein Datum) [Online im Internet]. *Hardware für mehr Sicherheit im Internet.* Abgerufen am 04. Januar 2012 von http://www.securevd.de/Hardware/Hardware-fuer-mehr-Sicherheit-im-Internet/.

secureVD. (kein Datum) [Online im Internet]. *Virtualisierung.* Abgerufen am 04. Januar 2012 von http://www.securevd.de/Funktionen/Virtualisierung/.

SPECTARIS. Deutscher Industrieverband für optische, medizinische und mechatronische Technologien e.V. (2010). Branchenbericht 2010. Hightech, Innovation und Wachstum - Die optische, medizinische und mechatronische Industrie in Deutschland. Berlin.

Statistisches Bundesamt Deutschland. (2011) [Online im Internet]. *2010: Anstieg auf rund 4,8 Millionen Beschäftigte im Gesundheitswesen.* Abgerufen am 19. Januar 2012 von http://www.destatis.de/jetspeed/portal/cms/Sites/destatis/Internet/DE/Presse/pm/2011/12/PD11__470__23621.psml.

Statistisches Bundesamt Deutschland. (2008) [Online im Internet]. *Rapid increase of mobile internet use by enterprises.* Abgerufen am 17. November 2011 von http://www.destatis.de/jetspeed/portal/cms/Sites/destatis/Internet/EN/press/pr/2008/04/PE08__163__52911.psml.

Statistisches Bundesamt. (2011). Pflegestatistik - Pflege im Rahmen der Pflegeversicherung - Deutschlandergebnisse 2009. Wiesbaden.

Statistisches Bundesamt. (2009). Unternehmen und Arbeitsstätten. Kostenstruktur bei Arzt- und Zahnarztpraxen, Praxen von psychologischen Psychotherapeuten sowie Tierarztpraxen. Wiesbaden.

StorageCraft Technology Corporation. (kein Datum) [Online im Internet]. *StorageCraft ShadowProtect 4 Server*. Abgerufen am 15. Januar 2012 von http://www.storagecraft.com/ shadow_protect_server.php.

Stratus Technologies. (kein Datum) [Online im Internet]. *Stratus Avance High-Availability Software*. Abgerufen am 15. Januar 2012 von http://www.de.stratus.com/Produkte/ AvanceHASoftware.aspx.

team2work GmbH. (kein Datum) [Online im Internet]. *RemoteOffice*. Abgerufen am 22. November 2011 von http://team2work.eu/de/remoteoffice.

Thinstuff. (kein Datum) [Online im Internet]. *Thinstuff XP/VS Terminal Server for Windows*. Abgerufen am 26. November 2011 von http://www.thinstuff.com/products/xpvs-server/.

Thun, S. (2009). Medizinische Dokumentation und Kommunikation. In C. Johner, & P. Haas (Hrsg.), *Praxishandbuch. IT im Gesundheitswesen*. (S. 131-163). München: Carl-Hanser-Verlag.

TURBOMED EDV GmbH. (kein Datum) [Online im Internet]. *TURBOMED-Facharzt – die neue Facharzt-Dokumentation*. Abgerufen am 15. Januar 2012 von http://turbomed.de/ turbomed/produkttour/TURBOMED-Facharzt.

Unabhängiges Landeszentrum für Datenschutz Schleswig-Holstein. (kein Datum) [Online im Internet]. *Patientendatenverarbeitung im Auftrag*. Abgerufen am 17. Januar 2012 von https://www.datenschutzzentrum.de/material/themen/gesund/patdvia.htm.

Unabhängiges Landeszentrum für Datenschutz Schleswig-Holstein. (kein Datum) [Online im Internet]. *Was muss der Arzt aus Datenschutzsicht bei der Labor-Beauftragung beachten?* Abgerufen am 12. Dezember 2011 von https://www.datenschutzzentrum.de/material/ themen/gesund/dslabor.htm.

van der Beek, F. (2005) [Online im Internet]. *ITIL - Gesamtüberblick und die Funktion Service Desk*. Abgerufen am 18. Dezember 2011 von http://pi1.informatik.uni-mannheim.de/filepool/teaching/aachen/ss2005/healthcare/Thema3_van_der_Beek.pdf.

Vinegar, D. (2011) [Online im Internet]. *The Guardian. Patient from hell: Let's stop purely academic delays to telehealth*. Abgerufen am 28. Dezember 2011 von http://www.guardian.co.uk/healthcare-network/2011/jul/18/purely-academic-delays-telehealth-patient-hell.

Wahlbrink, J. (2010) [Online im Internet]. *Schutzstufenkonzept des LfD Niedersachsen.* Abgerufen am 15. November 2011 von http://www.lfd.niedersachsen.de/download/52033.

Waldmann, U. (2009) [Online im Internet]. *Heilberufsausweis der Generation 1.* Abgerufen am 15. Januar 2012 von http://www.sit.fraunhofer.de/content/dam/sit/de/hpc-spezifikation/HPC_Generation1_CAST_16Juli2009_Waldmann.pdf.

Walther, S., & Becker, K. (2009). Betrieb von IT-Systemen im Gesundheitswesen. In C. Johner, & P. Haas (Hrsg.), *Praxishandbuch: IT im Gesundheitswesen* (S. 375-402). München: Carl Hanser Verlag.

Weichert, T. (30. Mai 2008). Pro elektronische Gesundheitskarte. *Neues Deutschland.*

Weltgesundheitsorganisation (WHO). (2011). *mHealth.* Schweiz: WHO press.

Wiehn, H. (2011) [Online im Internet] *CIO.de. Durch Adressbuch-Import: Patientendaten bei Facebook aufgetaucht.* Abgerufen am 11. Dezember 2011 von http://cio.de/2275927.

Wissenschaftliches Institut der AOK (WIdO). (2011) [Online im Internet]. *Umsatz mit patentgeschützten Arzneimitteln legt weiter zu.* Abgerufen am 30. November 2011 von http://www.wido.de/fileadmin/wido/downloads/pdf_arzneimittel/wido_arz_pk_avr2011_0911.pdf.

Xia, H., & Brustoloni, J. (2004) [Online im Internet]. *Detecting and Blocking Unauthorized Access in Wi-Fi-Networks.* Abgerufen am 21. Januar 2012 von http://www.cs.pitt.edu/~jcb/papers/net2004.pdf.

Anhang

Auf den nachfolgenden Seiten sind weitere Dokumente zu finden.

Die BPMN-Modellierungen können aufgrund ihrer Größe nicht im Rahmen dieses Buches abgedruckt werden, sind aber kostenlos als PDF-Datei unter dem folgenden Link abrufbar: http://www.eul-verlag.de/pdf-wz/9783844101447_Modellierungen.pdf

Anlage A   Druckkostenvergleich Nadel-/Laserdrucker

Der folgende Druckkostenvergleich darf nur als grobe Kostenabschätzung verstanden werden, um einen Eindruck über die Kostenverhältnisse der beiden Druckertypen zu erlangen. Eine detaillierte, wissenschaftliche Untersuchung der Druckkosten würde den Rahmen dieser Thesis sprengen. Im Rahmen einer solchen Untersuchung könnte versucht werden, die höheren Druckkosten beim Laserdrucker mit den geringeren Zeitaufwänden durch die prozessorientierten Vorteile des verwendbaren BFB-Verfahrens zu verrechnen. Als eine zentrale Schwierigkeit hierbei wird die Quantifizierung des Personalaufwands gesehen.

Auf Basis folgender Schätzung:
Auf einen Formularvordruck werden im Schnitt 100 Zeichen gedruckt.

	OKI Microline 3390		Brother HL-5380DN Praxis	
Anschaffung	617,61 €		915,11 €	
Zeichen bzw. Seiten	20.000	4 €	8.000	130 €
Druckkopf	2.000.000	150 €	25.000	120 €
		0,0062 €		**0,0211 €**

Anlage B   Druckkostenvergleich Kyocera

		Druckervergleich		Kostenvergleich
		1 Kyocera FS-3920DN (S/W)	1 Brother HL-5380DN (S/W)	
Verbrauchte Toner Stück x Euro	C M Y K	4 x 90,00	18 x 64,70	
		360,00	1.164,60	804,60
Tonerkosten in Euro	+	0,00	248,72	248,72
Verbrauchskosten in Euro	=	360,00	1.413,32	1.053,32
Anschaffungskosten in Euro	+	809,00	339,00	-470,00
Gesamtkosten in Euro	=	1.169,00	1.752,32	583,32
			Rot angezeigte Ergebnisse geben eine Ersparnis beim Kyocera Drucker an.	
Druckkosten pro Seite in Euro		0,006	0,0235	0,02

Zeitraum: 60 Monate Druckvolumen: 60.000 Seiten
Beispieldokument Cyan (C): 0,00% Magenta (M):0,00% Gelb (Y):0,00% Schwarz (K):5,00%

Anlage C   Abwesenheits- bzw. Krankmeldung

Alles Gute.

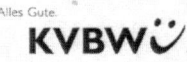

Abwesenheits- bzw. Krankmeldung

für niedergelassene und ermächtigte Vertragsärztelnnen / Vertragspsychotherapeutenlnnen

Zeitraum der Abwesenheit:

von_____ bis_____

Grund der Abwesenheit:

O Urlaub   O Fortbildung   O Erkrankung

❖ Die Vertretung wird/wurde in den eigenen Praxisräumen durchgeführt von:

_____

Name/Anschrift und Telefon-Nr. des/der vertretenden Arztes/Ärztin, Gebietsbezeichnung

❖ Die Betreuung der Patienten ist durch folgende niedergelassene Vertragsärztelnnen sichergestellt:

_____

Name/Anschrift und Telefon-Nr. des/der vertretenden Arztes/Ärztin, Gebietsbezeichnung

Eine vorzeitige Wiederaufnahme der vertragsärztlichen/vertragspsychotherapeutischen Tätigkeit ist umgehend mitzuteilen!

Zur Abrechnung:
Wird die Vertretung in den Praxisräumen wahrgenommen, so rechnet der Vertreter auf dem vorliegenden Abrechnungsschein ab.

Ist die Praxis geschlossen und andere Vertragsärztelnnen nehmen die Vertretung in ihrer eigenen Praxis wahr, so müssen diese ihre Leistungen mittels Vertreterschein abrechnen.

Hinweis:
Der Vertragsarzt-/ärztin darf sich grundsätzlich nur durch einen anderen Vertragsarzt-/ärztin oder durch einen Arzt/Ärztin, der/die die Voraussetzungen des § 3 Abs. 2 Ärzte-ZV erfüllt, vertreten lassen.

Meldung:
Bei Abwesenheit von einer Woche und mehr ist diese Meldung umgehend an die Kassenärztliche Vereinigung Baden-Württemberg beim jeweiligen Regionalbüro einzureichen (verpflichtend gemäß § 32 Ärzte-ZV i.V.m. § 17 Abs. 3 BMV-Ärzte).

Datum: _____ Unterschrift: _____ Vertragsstempel_____

Anlage D   Muster 1: AU-Bescheinigung

(Vorderseite mit Ausfertigung für Krankenkasse)

Anlage E   Muster 10: Laborüberweisung für gesetzlich Versicherte

Krankenkasse bzw. Kostenträger

Name, Vorname des Versicherten

geb. am

Kassen-Nr.   Versicherten-Nr.   Status

Betriebsstätten-Nr.   Arzt-Nr.   Datum

Überweisungs-/Abrechnungsschein für   10
Laboratoriumsuntersuchungen als Auftragsleistung

Quartal

☐ Kurativ   ☐ Präventiv   ☐ bei belegärztl. Behandlung
ggf. Kennziffer   Geschlecht

☐ Unfall, Unfallfolgen   ☐ Kontrolluntersuchung einer bekannten Infektion   W M

Auftragsnummer des Labors

Auftrag (Diagnose/Verdachtsdiagnose und auch wichtige Befunde/Medikation angeben)

Eintrag nur bei Weiterüberweisung!   Betriebsstätten-Nr. des Erstveranlassers   Arzt-Nr. des Erstveranlassers

Vertragsarztstempel / Unterschrift überw. Arzt

Tag   Mon.   Tag   Mon.   Tag   Mon.

Vertragsarztstempel abrechnender Arzt

W. Kohlhammer GmbH, Verlag für Ärzte

Nicht zu verwenden bei Arbeitsunfällen, Berufskrankheiten und Schädigungsfällen   Muster 10 (7.2008)

Anlage F   Muster 10A: Laborüberweisung für gesetzlich Versicherte

Krankenkasse bzw. Kostenträger

Name, Vorname des Versicherten

geb. am

Kassen-Nr.   Versicherten-Nr.   Status

Betriebsstätten-Nr.   Arzt-Nr.   Datum

Diagnosen

Anforderungsschein für Laboratoriums-untersuchungen bei Laborgemeinschaften   **10A**

☐ Kurativ   ☐ Präventiv   ☐ bei belegärztl. Behandlung   ☐ Unfall, Unfallfolgen

ggf. Kennziffer   Geschlecht

Hier bitte sorgfältig Barcode-Etikett einkleben !

Abnahmedatum   Abnahmezeit

⊂⊃ Befund eilt 1	**Serum Vollblut**				**Glukose**
EDTA	⊂⊃ alkalische 13 Phosphatase	⊂⊃ Eiweiß gesamt 26	⊂⊃ Kreatinin 40 Clearance		⊂⊃ Glukose 1 51
⊂⊃ großes Blutbild 2		⊂⊃ Gamma GT 27			⊂⊃ Glukose 2 52
⊂⊃ kleines Blutbild 3	⊂⊃ Amylase 14	⊂⊃ Glukose 28	⊂⊃ LDH 41		⊂⊃ Glukose 3 53
⊂⊃ HbA1c 4	⊂⊃ ASL 15	⊂⊃ GOT 29	⊂⊃ LDL-Cholesterin 42		⊂⊃ Glukose 4 54
⊂⊃ Retikulozyten 5	⊂⊃ Bilirubin direkt 16	⊂⊃ GPT 30	⊂⊃ Lipase 43		**Urin**
⊂⊃ Blutsenkung 6	⊂⊃ Bilirubin gesamt 17	⊂⊃ Harnsäure 31	⊂⊃ Natrium 44		⊂⊃ Status 55
⊂⊃ Diff. Blutbild 7 (Ausstrich)	⊂⊃ Cholesterin 19	⊂⊃ Harnstoff 32	⊂⊃ OP-Vorbereitung 45 (32125)		⊂⊃ Mikroalbumin 56
Citrat	⊂⊃ Cholinesterase 20	⊂⊃ HBDH 33			⊂⊃ Schwanger- 57 schaftstest
		⊂⊃ HDL-Cholesterin 34	⊂⊃ Phosphat, 46 anorganisches		
⊂⊃ Quick 8	⊂⊃ CK 21	⊂⊃ IgA 35			⊂⊃ Glukose 58
⊂⊃ Quick unter 9 Marcumar-Therapie	⊂⊃ CK-MB 22	⊂⊃ IgG 36	⊂⊃ Transferrin 47		⊂⊃ Amylase 59
	⊂⊃ CRP 23	⊂⊃ IgM 37	⊂⊃ Triglyceride 48		⊂⊃ Sediment 60
⊂⊃ Thrombinzeit 10	⊂⊃ Eisen 24	⊂⊃ Kalium 38	⊂⊃ TSH basal 49		
⊂⊃ PTT 11	⊂⊃ Eiweiß 25 Elektrophorese	⊂⊃ Kreatinin 39	⊂⊃ TSH nach TRH 50		⊂⊃ Sonstiges 61
⊂⊃ Fibrinogen 12					

⊂⊃ Calcium   18

Muster 10A (10.2006)

Anlage G Überweisung zum Labor für Privatpatienten (Albtal-Laborgesellschaft)

LABORGEMEINSCHAFT Albtal - privat
76275 Ettlingen · Otto-Hahn-Straße 18 · Tel. 07243 / 516-03 · Fax 07243 / 516-393

- Mann
- Frau
- Kind
- Tel., Fax
- keine Leistungsziffern senden

Hier bitte sorgfältig
Barcode-Etikett
einkleben !

Allergie		Enzyme		Glucose-Stoffwechsel		Lipide		Substrate		Individualprofile		Stoffwechsel II	S
IgE	S	Amylase	S	BZ 1	H	Cholesterin	S	Bili-ges.	S	Individual 1		Diabetes	S/E
		AP	S	BZ 2	H	HDL	S	Bili-dir.	S	Individual 2		Leber I	S
		CHE	S	BZ 3	H	LDL	S	Bili-NEO	KK	Individual 3		Leber II	S
Blutsenkung		CK	S	BZ 4	H	Triglyceride	S	Harnstoff	S	Individual 4		Leber III	S
BKS (BSG)	E	CKMB	S	BZ 5	H	Lipid-EPH	S	Harnsäure	S	Individual 5		Pankreas	S
		γ-GT	S	BZ-Fluor.	F	Lipid-Status	S	Kreatinin	S	Individual 6		Gyn. I	S
Elektrolyte		GLDH	S	Glucose	S					Individual 7		Urol. I	S
Calcium	S	GOT	S	HbA 1c	E					Individual 8		Urol. II	S
Chlorid	S	GPT	S			Proteine		Urinuntersuchungen				Urol. IV	S
Kalium	S	HBDH	S			Ges. EW	S	Amylase	U	Profile		Urol. V	S
Natrium	S	LDH	S	Hämatologie		Elektrophorese	S	Calcium	U	Makro III	S	Urol. VI	S
Na/K/Ca	S	Lipase	S	Kl. BB / Thr.	E	IgA	S	Kalium	U	Makro IV	S/E	Nephrol.	S
Phosphat	S	SP	S	Gr. BB	E	IgG	S	Kreatinin	U	Makro V	S/E	OP I	S/E/C
Elektrolyte	S			Leuko	E	IgM	S	Krea. Clear.	S/U	Automat-Pr.	S	OP II	S/E/C
Magnesium	S	Gerinnung		Ery	E	Proteine		Natrium	U	Kl. Screen. I	S/E	OP (EBM 32125)	S/E
		Quick	C	Hb	E			Phosphat	U	Vorsorge	S	OP (EBM 31013)	S/E
Eisen-Stoffwechsel		PTT	C	Reti	E					Risiko I	S	Herzinfarkt	S
Transferrin	S	TZ	C	Thrombos	E					Stoffwechs. I	S		
Eisen	S												

Materialschlüssel + Profile siehe Rückseite

000210010017

Abnahme-Datum

Abnahme-Uhrzeit

Unterschrift

RECO Orgaform Altenburg GmbH ® 0.34 47) 85119-0 04.09

Anlage H   Muster 44: Überweisung zum Labor für privat Versicherte

| Patienten-Daten | MVZ Laborzentrum Ettlingen GmbH   4 4 |

Name, Vorname des Versicherten

geb. am

Otto-Hahn-Straße 18 · 76275 Ettlingen
Telefon 07243/516-01 · Telefax 07243/516-637

Vorabnachricht:
TEL.
FAX

Gewünschte Untersuchungen:

Barcode-Etikett
hier einkleben

Datum:

Diagnosen, Klinische Angaben, Vorbefunde:

Arztstempel und Unterschrift

Nur für Rechnung an Patienten !

Ich beauftrage die MVZ Laborzentrum Ettlingen GmbH mit der
Durchführung laborärztlicher Leistungen.
Mir ist bekannt, dass ich diese vorgenannten Leistungen privat nach
der Gebührenordnung für Ärzte (GOÄ) zu bezahlen habe.

UNTERSUCHUNGSAUFTRAG

D190210010178D

Datum   Unterschrift Patient

Anlage I   Einverständniserklärung zur Abrechnung mit der PVS

KVB HB	KVB IV	Post B	BG	Standard-Tarif	Basis-Tarif	Student

Name des Zahlungspflichtigen	Vorname

Ehegatte, Sohn, Tochter	geb. am

Straße

PLZ	Wohnort

Sehr geehrte Patientin, sehr geehrter P   nt,

in der heutigen Zeit wird die ärztliche Tätigkeit sehr stark von zeitaufwendigen Verwaltungsarbeiten ausgefüllt. Um mich mehr meinen beruflichen Aufgaben widmen zu können, habe ich die komplizierte Rechnungserstellung und die damit verbundenen Arbeiten der ärztlichen Gemeinschaftseinrichtung

PVS Privatärztliche VerrechnungsStelle Südwest GmbH

Geschäftsstelle Mannheim   Geschäftsstelle Karlsruhe
C 8, 9 in 68159 Mannheim   Rheinstraße 77a in 76185 Karlsruhe

bzw. für den Druck und Versand der Rechnungen deren Tochtergesellschaft, der

ASZ-Abrechnungs- und Servicezentrum GmbH

Rheinstraße 77a in 76185 Karlsruhe

übertragen.

Bei einer Rechnungserstellung benötigt die PVS / ASZ neben Anschrift, Geburtsdatum und Kostenträger, die Behandlungstage, die erbrachten Leistungen nach der Gebührenordnung für Ärzte (GOÄ) und Zahnärzte (GOZ) und die dazugehörigen Diagnosen. Alle abrechnungsrelevanten Unterlagen werden von der PVS Privatärztlichen VerrechnungsStelle Südwest GmbH bzw. der ASZ in Karlsruhe vertraulich bearbeitet, da die Mitarbeiter der Schweigepflicht gemäß § 203 StGB und den Bestimmungen des Datenschutzgesetzes unterliegen.

Ihre behandelnden Ärzte treten ihre Honorarforderungen treuhänderisch an die Verrechnungsstelle ab, das bedeutet, dass die PVS im Namen der Ärzte die Rechnung erstellt und deren Honorarforderungen einzieht. Im Falle eines Rechtsstreites ist die PVS Prozesspartei und ihre Ärzte würden gegebenenfalls als Zeugen gehört werden. Ihre Ärzte bleiben auf jeden Fall Herr des Verfahrens. Die PVS unterliegt den Weisungen der Ärzte, dies gilt insbesondere zur Höhe der Honorarforderung.

Mit der Weitergabe der oben genannten Daten an die PVS Südwest GmbH zur Rechnungserstellung zum Einzug und zur Abtretung der Forderungen und der ASZ zum Druck und Versand der Rechnungen, bin ich einverstanden. Meine Einwilligung kann ich jederzeit widerrufen. Dies gilt auch für mitbehandelnde Ärzte und die für die Durchführung etwaiger Spezialuntersuchungen (Labor, Röntgen, Gewebeproben etc.) hinzugezogenen Ärzte.

_____   _____
Ort, Datum   Unterschrift Patient / Erziehungsberechtigte(r)

Anlage J   Muster 06: Überweisungsschein

Krankenkasse bzw. Kostenträger

Name, Vorname des Versicherten

geb. am

Kassen-Nr.   Versicherten-Nr.   Status

Betriebsstätten-Nr.   Arzt-Nr.   Datum

Überweisungsschein   **06**
Quartal

☐ Kurativ   ☐ Präventiv   ☐ Behandl. gemäß § 116b SGB V   ☐ bei belegärztl. Behandlung   Q J J

☐ Unfall Unfallfolgen   Datum der OP bei Leistungen nach Abschnitt 31.2   T T M M J J   Geschlecht W M

Überweisung an

☐ Ausführung von Auftragsleistungen   ☐ Konsiliar-untersuchung   ☐ Mit-/Weiter-behandlung   AU bis T T M M J J

☐ eingeschränkter Leistungsanspruch gemäß § 16 Abs. 3a SGB V

Diagnose/Verdachtsdiagnose

Befund/Medikation

Auftrag

Vertragsarztstempel / Unterschrift des Arztes

Muster 6 (4.2011)

W. Kohlhammer GmbH Verlag für Ärzte (P)

Anlage K   Sammelerklärung der KV BW (Vorder- und Rückseite)

Kassenärztliche Vereinigung Baden-Württemberg   **KVBW**

SAMMELERKLÄRUNG für das Quartal __/200__ Abrechnungsnummer _____

1. Ich erkläre, dass die abgerechneten Leistungen von mir persönlich oder meinem Vertreter oder einem von der Kassenärztlichen Vereinigung Baden-Württemberg genehmigten Assistenten oder einem von den Zulassungsgremien genehmigten angestellten Arzt oder auf meine Anordnung und unter meiner Aufsicht und Verantwortung von nichtärztlichen Mitarbeitern erbracht worden sind.
   Die Eintragungen auf den Behandlungsausweisen/Abrechnungsdatensätzen sind sachlich richtig und vollständig.
   Für die Richtigkeit der für die Behandlung berechneten Leistungen für alle über die Kassenärztliche Vereinigung abzurechnenden Kostenträger trage ich persönlich die Verantwortung.

2. **Zur Beschäftigung eines Vertreters/Assistenten erkläre ich:**
   (auf die persönliche Leistungserbringung nach §§ 32 und 32a Ärzte-ZV wird verwiesen)

   Ich habe Vertreter/Assistenten beschäftigt

   Name der **Vertreter**:   Vertretertätigkeit vom .... bis

   _____   _____

   _____   _____

   Name der **Assistenten**:   Assistententätigkeit vom .... bis

   _____   _____

   _____   _____

3. Die Praxis war wegen Krankheit, Urlaub, Entbindung, Teilnahme an Fortbildung oder Wehrübung geschlossen:

   vom   bis

   _____   _____

   _____   _____

4. An den folgenden Tagen habe ich in dem Notdienstbezirk meiner Praxis am **organisierten Notfalldienst** teilgenommen bzw. mich vertreten lassen:
   1. Quartalsmonat
   | 1 | 2 | 3 | 4 | 5 | 6 | 7 | 8 | 9 | 10 | 11 | 12 | 13 | 14 | 15 | 16 | 17 | 18 | 19 | 20 | 21 | 22 | 23 | 24 | 25 | 26 | 27 | 28 | 29 | 30 | 31 |
   2. Quartalsmonat
   | 1 | 2 | 3 | 4 | 5 | 6 | 7 | 8 | 9 | 10 | 11 | 12 | 13 | 14 | 15 | 16 | 17 | 18 | 19 | 20 | 21 | 22 | 23 | 24 | 25 | 26 | 27 | 28 | 29 | 30 | 31 |
   3. Quartalsmonat
   | 1 | 2 | 3 | 4 | 5 | 6 | 7 | 8 | 9 | 10 | 11 | 12 | 13 | 14 | 15 | 16 | 17 | 18 | 19 | 20 | 21 | 22 | 23 | 24 | 25 | 26 | 27 | 28 | 29 | 30 | 31 |

5. **Anzeige einer Praxisgemeinschaft**
   Ich bin in Praxisgemeinschaft mit _____ tätig.

Die Einhaltung der für Praxis, Institut bzw. MVZ zutreffenden Sachverhalte auf der Rückseite bestätige ich ebenfalls.

_____   _____

(Ort und Datum)   (Stempel und
Unterschrift des Praxisinhabers bzw.
aller Mitglieder der Berufsausübungsgemeinschaft bzw.
aller ärztlicher Leiter des MVZ)

6. **Abrechnung von Laborleistungen**
Die Qualitätssicherung (interne und externe Maßnahmen) bei Laborleistungen wird in meinem Labor bzw. der Laborgemeinschaft entsprechend den geltenden Bestimmungen durchgeführt.
Ich bestätige, dass sämtliche Laboruntersuchungen, die ich für das laufende Quartal zur Abrechnung bringe, unter meiner persönlichen Überwachung und unmittelbaren Verantwortung durchgeführt worden sind.

7. **EDV-gestützte Abrechnung**
Es kommt ausschließlich die angezeigte Softwareversion zum Einsatz. Des Weiteren werden das Kryptomodul, das Prüfmodul, die Kostenträgerstammdatei und der ICD-10 SGB V Diagnosenthesaurus in der jeweils aktuellen Version eingesetzt.
Die Erfassung und Abrechnung der Leistungen ist erst nach deren vollständiger Erbringung erfolgt. Gebührennummernbezogene sowie diagnose- oder symptomorientierte Abrechnungsautomatismen finden keine Verwendung.
Die EDV-Abrechnung wurde entsprechend der vertraglichen Bestimmungen durchgeführt. Für sämtliche auf den Datenträgern enthaltenen Datensätze wurden die Krankenversichertenkarte bzw. Überweisungsscheine vorgelegt oder es wurde ein rechtmäßiges Ersatzverfahren durchgeführt (z.B. Notfall). Die Angaben des zuweisenden Arztes sind auf die Datensätze übertragen worden. Bei erteilten Definitionsaufträgen (Zielaufträgen) wurden die Aufträge nicht überschritten.

8. **Mobile Kartenlesegeräte**
Beim Einlesen der Krankenversichertenkarte in mobile Lesegeräte wurden ausschließlich Lesegeräte benutzt, die nach den aktuellen Vorschriften zertifiziert wurden. Eine quartalsübergreifende Speicherung der in mobile Kartenlesegeräte eingelesenen Krankenversichertenkarten erfolgt nicht. Chipkartenarchivierungsprogramme werden in meiner Praxis nicht eingesetzt. Das Zurückübertragen/Rückspeichern der in solchen Programmen gespeicherten Patientendaten in mobile Krankenversichertenkartenlesegeräte oder direkt in ein Praxisverwaltungsprogramm ist nicht zulässig. Gleiches gilt für das Duplizieren von Original-Krankenversichertenkarten mittels Blanko-Chipkarten.

9. **Erklärung zur Erbringung und Abrechnung von Leistungen, die entsprechend EBM eine Erklärung oder Vereinbarung mit ggf. an diesen Leistungen beteiligten Ärzten vorsehen**
Ich erkläre, dass an der Erbringung von Leistungen, die beim Zusammenwirken mehrerer Ärzte eine Erklärung oder Vereinbarung über die alleinige Abrechnung vorsehen, nur ich alleine in den jeweiligen Fällen die Leistungen mit der Kassenärztlichen Vereinigung Baden-Württemberg abrechnen.

10. **Erklärung zur Abrechnung von Kosten für Materialien**
Die gesondert berechnungsfähigen Materialien wurden unter Beachtung des Wirtschaftlichkeitsgebotes und der medizinischen Notwendigkeit ausgewählt. Die Originalrechnungen der Herstellerfirmen liegen den Abrechnungsunterlagen als Nachweis bei. Aus den Rechnungen geht der Name des Herstellers bzw. Lieferanten, die Artikelbezeichnung, sowie die vom Hersteller bzw. Lieferanten festgelegte Artikelnummer hervor. Es wurden nur die tatsächlich realisierten Preise in Rechnung gestellt. Vom Hersteller, bzw. Lieferanten gewährte Rückvergütungen wie Preisnachlässe, Rabatte, Umsatzbeteiligungen, Bonifikationen und rückvergütungsgleiche Gewinnbeteiligungen mit Ausnahme von Barzahlungsrabatten wurden weitergegeben.

11. **Erklärung für Mitglieder einer Berufsausübungsgemeinschaft bzw. eines MVZ**
Jeder Teilnehmer der Berufsausübungsgemeinschaft bzw. des Medizinischen Versorgungszentrums hat sich auf die Tätigkeit im Rahmen seines Fachgebietes beschränkt. Diese Einschränkung gilt auch für alle genehmigungs- oder nachweispflichtigen Leistungen (z.B. Sonographie, Langzeit-EKG, etc).

12. **Entgelt des Bereitschaftsdienstes für Beleg-Patienten**
Mir sind Kosten für den ärztlichen Bereitschaftsdienst für Belegpatienten entstanden. Der ärztliche Bereitschaftsdienst wurde auf Anordnung des Krankenhauses oder von mir außerhalb der regelmäßigen Arbeitszeit veranlasst und der bereitschaftsdienstfuende Arzt hat sich im Krankenhaus aufgehalten.

13. **Erklärung von Instituten/Krankenhäusern**
Wir erklären hiermit, dass die Leistungen von Ärzten/nichtärztlichen Hilfspersonen unter ärztlicher Aufsicht entsprechend ihrer fachlichen Qualifikation erbracht wurden und die Abrechnung sachlich richtig und vollständig ist.
Ich versichere, dass
(1) die in den beiliegenden Abrechnungsunterlagen in Rechnung gestellten ärztlichen Leistungen im Krankenhaus durch angestellte Krankenhausärzte durchgeführt wurden,
(2) die Seitens des Krankenhauses abgerechneten Leistungen nicht zusätzlich vom ermächtigten Krankenhausarzt abgerechnet wurden,
(3) ärztliche Leistungen, die im Zusammenhang mit Arbeits- oder Schulunfällen erbracht werden, nicht auf dem Abrechnungsschein für ambulante Notfallbehandlungen im Krankenhaus eingetragen wurden.

14. **Erklärung von Notfallpraxen**
Der Vorstand der Notfallpraxis versichert hiermit, dass die in den beiliegenden Abrechnungsunterlagen in Rechnung gestellten Leistungen vom jeweils Dienst habenden Arzt oder dessen nichtärztlichem Hilfspersonal unter seiner Überwachung erbracht wurden.